DU MÉCANISME

DE

L'ÉTRANGLEMENT HERNIAIRE

PAR LE CONTENU DE L'ANSE

PAR

LE Dr H. CATHELIN

LYON

A. REY, IMPRIMEUR DE LA FACULTÉ DE MÉDECINE

4, RUE GENTIL, 4

1895

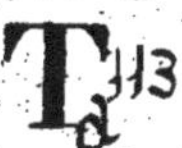

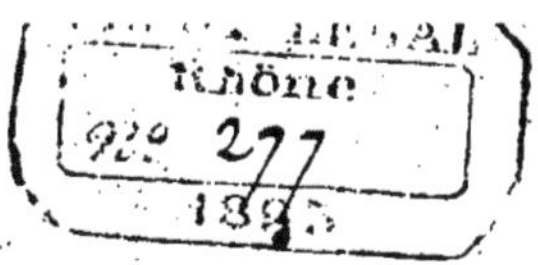

DU MÉCANISME

DE

L'ÉTRANGLEMENT HERNIAIRE

PAR LE CONTENU DE L'ANSE

DU MÉCANISME

DE

L'ÉTRANGLEMENT HERNIAIRE

PAR LE CONTENU DE L'ANSE

PAR

LE DR H. CATHELIN

LYON

A. REY, IMPRIMEUR DE LA FACULTÉ DE MÉDECINE

4, RUE GENTIL, 4

1895

INTRODUCTION

Du jour où, pour la première fois, Nicolas Lequin se servit du mot étranglement pour caractériser les accidents herniaires, l'étude de ces phénomènes devint une question à l'ordre du jour. Depuis lors une foule de chirurgiens se sont efforcés de découvrir et de démontrer le mécanisme de la production de l'étranglement. Les uns s'appuyant sur l'anatomie pathologique et la clinique, les autres sur l'expérimentation faite soit à l'aide de tubes de caoutchouc, d'intestins d'animaux, soit sur des animaux mêmes. Le résultat de toutes ces recherches fut la production, tant en France qu'à l'étranger, d'un nombre considérable de travaux, lesquels donnèrent naissance à une quantité de théories. En Allemagne bien plus qu'en France, l'étude des étranglements herniaires souleva de nombreux débats. Il en est résulté un véritable débordement d'articles et de travaux contradictoires qui ont inondé la presse allemande, et où les querelles de mots l'emportent sur l'examen des faits.

Tandis que les chirurgiens français cherchaient la cause des phénomènes dans les modifications pathologiques des parois de la hernie, les auteurs allemands essayaient de faire jouer à l'intestin, dans la production de l'étranglement, un mécanisme exagéré.

Malgré le grand nombre de travaux et de mémoires parus sur cette question, nous sommes en droit de dire actuellement, que nous ne possédons pas encore une théorie vraiment rationnelle.

M. le professeur agrégé Jaboulay qui s'est occupé beaucoup de la question herniaire s'est demandé à son tour s'il n'y aurait pas lieu de chercher dans le contenu de l'anse herniée et les propriétés physiologiques de cette anse la solution de ce problème. Une circonstance fortuite a permis à M. le Dr Jaboulay de vérifier son assertion.

C'est alors que M. le Dr Jaboulay nous suggéra l'idée de choisir ce sujet pour en faire l'objet de notre thèse inaugurale.

Dans ce travail nous n'avons pas en vue de faire une étude approfondie de l'étranglement herniaire, notre but, vise purement et simplement l'étude du mécanisme appliqué surtout à ces hernies spontanées qui sont immédiatement suivies d'accidents. Cependant pour être plus complet, nous nous permettrons de faire un exposé succinct des anciennes théories.

Pour la commodité et la clarté du sujet, nous avons divisé notre mémoire en quatre chapitres.

Dans le premier nous donnons un résumé de l'historique des accidents herniaires.

Le second chapitre renferme un exposé des anciennes théories.

Le troisième est consacré à l'étude expérimentale du mécanisme de l'étranglement, d'après les théories nouvelles.

Enfin, dans le quatrième et dernier chapitre, nous renfermons l'étude et la critique des théories nouvelles, l'exposé de notre théorie et le résultat de nos recherches personnelles.

Mais avant d'entreprendre la rédaction de ce travail, qu'il nous soit permis d'adresser à notre dévoué professeur M. le Dr Jaboulay l'expression de toute notre gratitude, pour la bienveillance dont il a fait preuve à notre égard, afin de nous faciliter notre tâche et la mener à bien.

Nous adressons de même à M. le professeur Pollosson, qui a bien voulu accepter la présidence de notre thèse, nos sentiments d'amitié et de reconnaissance.

DU MÉCANISME
DE
L'ÉTRANGLEMENT HERNIAIRE
PAR LE CONTENU DE L'ANSE

CHAPITRE PREMIER

Historique des accidents herniaires.

Le premier auteur qui ait parlé des accidents des hernies est Proxagoras, le dernier descendant de la famille des Asclépiades, qui vivait environ quatre siècles avant Jésus-Christ, dont les œuvres ont été perdues, mais dont le passage concernant les accidents des hernies nous a été transmis par Cælius Aurelianus. Il explique les accidents par la chute dans le scrotum d'un intestin rempli de matières fécales. C'est la théorie qui sera caractérisée plus tard du nom d'*engouement*, dans laquelle l'irréductibilité et tous les accidents découlent de l'obstruction intestinale causée par l'accumulation, dans l'anse herniée, des matières excrémentitielles. Cette théorie fut acceptée par Celse; mais, au dire de Broca, celui-ci distingua certaines formes cliniques, car à côté de l'engouement il aurait vaguement indiqué l'inflammation et même l'étranglement.

Quoi qu'il en soit, il avait, comme tous les chirurgiens anciens, adopté la théorie de l'engouement. Archigène, Aetius répétèrent, eux aussi, la même explication. Léonidès d'Alexandrie joignit à l'idée d'engouement celle de l'inflammation, dont il parle le premier d'une façon nette; mais pour lui, les deux lésions sont la cause l'une de l'autre, l'inflammation étant occasionnée par l'engouement. Paul d'Egine revient complètement et sans distinction à la théorie de l'engouement. Cette doctrine règne sans conteste et sans discussion pendant tout le moyen âge. Les Arabes, les Arabistes, n'ont rien écrit d'important et de nouveau sur le sujet, et il faut arriver jusqu'à la Renaissance pour voir surgir une doctrine nouvelle.

Signalons seulement qu'au xve siècle un chirurgien italien, Barthélemy Montagnana, eut l'idée que les malades devaient succomber à la putréfaction des matières fécales dans l'anse herniée.

Le livre de Franco apporta des notions nouvelles. C'est lui qui, le premier, a pratiqué la kélotomie pour les accidents d'étranglement.

Il décrit donc ce qu'il a vu, et sa description est bien différente de celle des anciens. Au lieu de rencontrer une anse intestinale gonflée par des matières fécales dures et solides, il voit que les intestins « ne se pouvoyent réduire en leur lieu à cause de quelque matière fécale et flatuosités et autre chose venteuse ».

Ainsi donc, ce serait là le début de l'engouement gazeux, mais il y a plus : cette description, où il ne signale que la présence de *quelque matière fécale*, au singulier, est loin de répondre à la théorie de l'engouement solide.

Ainsi, dit Broca, la théorie s'écroulait devant la première observation. Pendant dix-neuf siècles on avait admis ou plutôt supposé l'existence d'une accumulation de matières fécales dans la hernie, et, lorsqu'on voulut y regarder de près, il se trouva que cette accumulation n'existait pas. »

Le mot d'engouement n'est pas encore renversé, mais l'ancienne théorie est détruite de fait. Ainsi Bonnet, dans son *Hystérotomotocie*, publiée en 1590 et traduite en 1592 par Gaspard Bauhin, rapporte plusieurs observations de kélotomie faites à l'occasion d'étranglements, où sans donner aucune théorie, il décrit fidèlement les faits observés. Dans la traduction de G. Bauhin les accidents prennent un nom nouveau, et il y est dit que les chirurgiens herniaires les désignent sous le nom d'incarcération. Voici donc l'idée et presque le nom de l'étranglement qui se font jour. Quelques années plus tard (1612), Pigray nous apporte un élément nouveau ; il avait reconnu, lui aussi, que l'intestin est distendu par des gaz et dit que, « s'il était plein de vents et que cela empêchait l'opération, on le pourrait percer avec une aiguille pour les faire sortir sans aucun péril. » De plus, il cherche ailleurs que dans la cavité du tube intestinal la cause de l'incarcération et l'attribue à ce que « le boyau est tourné dans la hernie ».

Cependant, malgré tous ces progrès partiels, l'engouement reste la théorie officielle. A. Paré l'adopte en lui donnant pour cause des matières et des ventosités accumulées. Joseph Covillard (1640) la soutient à son tour en décrivant séparément l'engouement solide et l'engouement gazeux. Mais bientôt l'étude scientifique et anatomique des régions herniaires allait amener la découverte des anneaux, et la théorie de l'incarcération allait trouver là un argument solide et irréfutable.

Franco avait, le premier, cru « que l'intestin était étreint par la portion du péritoine qui est trop petit en comparaison des intestins ».

Mais cela sans preuve: rappelons-nous en effet, que Franco croyait encore, avec la plupart de ses contemporains, que presque toutes les hernies se faisaient à travers une rupture de la séreuse péritonéale. Bonnet avait écrit le mot de *captivité du boyau*. Ambroise Paré avait employé le terme de *stricture du boyau*. L'idée de l'étranglement était dans les esprits, mais personne n'avait encore cherché à découvrir l'agent qui le produisait. Les recherches anatomiques allaient éclairer la question. Galien avait vaguement indiqué autrefois la bifurcation du tendon du muscle oblique externe, mais cette description, était bien oubliée quand Fallope découvrit l'anneau inguinal externe qu'il appela *foramen chordæ*. Riolan qui se refusa d'abord, en 1628, à accepter cette description, revint sur son erreur quelques années plus tard et désigna en 1648, dans son *Enchiridium anatomicum*, l'ouverture du muscle grand oblique sous le nom d'*anneau*. Il trouva même un second et un troisième anneau, qu'il attribua, le second au petit oblique et le troisième au transverse; d'après Broca, ce serait l'orifice inguinal interne qu'il décrivit probablement sous le nom d'anneau du transverse.

Les anneaux découverts, la théorie de l'étranglement se complétait d'elle-même; c'étaient eux naturellement qui devaient étreindre l'intestin dans l'incarcération. Riolan indiqua même qu'il fallait les débrider pour réduire les viscères. Cependant le nom d'étranglement n'était pas encore trouvé. Il fut écrit, pour la première fois, par Nicolas Lequin dans son livre, en 1665.

A partir de ce moment, c'est l'étranglement qui prend la place de l'engouement dont de Blégny parle encore, mais pour le reléguer au second plan ; ce n'était plus que le moyen d'expliquer l'étranglement. Bientôt même on n'en parla plus. Verduc, Littré, Méry, Saviard, Arnaud, ne le nomment pas. Sharp alla plus loin encore et fit observer que, l'intestin grêle formant la majeure partie des hernies, son contenu, qui est liquide, ne pouvait former aucune obstruction.

C'est donc la substitution d'une théorie unique à une autre pour faire comprendre la formation de tous les accidents herniaires.

Mais on ne tarda pas à penser qu'une seule explication ne pouvait pas rendre compte de toutes les formes cliniques observées, et le mémoire de Goursaud, publié à l'Académie de chirurgie en 1768, allait marquer le début d'une époque nouvelle dans l'histoire des hernies. Dans ce travail intitulé : *Remarques sur les différentes causes de l'étranglement dans les hernies*, l'auteur établit cliniquement qu'il existe au moins deux formes qu'il appelle : *étranglement par inflammation et étranglement par engouement.* « Cette distinction correspondait, dit S. Duplay, à celle que l'on fit plus tard entre les étranglements aigus et les étranglements chroniques, entre les étranglements vrais et les pseudo-étranglements, entre l'étranglement herniaire et l'inflammation des hernies. » Mais sous le nom d'étranglement par inflammation, Goursaud ne désigne nullement ce que Malgaigne a décrit plus haut sous le nom d'inflammation herniaire ; il a en vue, au contraire, les étranglements primitifs vrais, aigus et à marche rapide. Sa description ne laisse aucun doute, il a même écrit : « L'étranglement produit l'inflammation. »

Dans son second type, les étranglements par engouement, il range des accidents à forme plus lente et moins grave, à terminaison souvent bénigne, et qui réclament un autre traitement qu'une intervention rapide. « L'indication pour l'opération n'est pas urgente, » dit-il. Ce sont les accidents qui surviennent surtout dans les vieilles hernies volumineuses; ce sont principalement ceux-là qui répondront davantage à l'inflammation de Malgaigne.

La doctrine de Goursaud eut l'heureuse fortune d'être immédiatement adoptée, et la description des deux formes cliniques qu'il avait décrites se retrouve encore dans la pathologie de Boyer (1822). Pendant ce temps les chirurgiens, continuant les recherches d'Arnaud, de Ledran, de J.-L. Petit, étudiaient plus en détail la pathologie des hernies. Au début du XIXe siècle, les travaux de Richter, de Scarpa, puis ceux de A. Cooper, de Dupuytren, ceux de J. Cloquet, Cruveilhier, Velpeau, précisèrent peu à peu les phénomènes, les formes et le mécanisme de l'étranglement en indiquant tour à tour le rôle des anneaux naturels et des anneaux accidentels, ainsi que celui du collet du sac, dans la production de la stricture intestinale.

C'était donc la théorie de l'étranglement qui dominait toute l'histoire des accidents herniaires ; l'engouement encore accepté, était justement réduit à un rôle très limité, lorsque en 1840 Malgaigne lut à l'Académie de médecine son mémoire intitulé : *Examen des doctrines sur l'étranglement des hernies*. Dans ce travail, il démontra d'une manière irréfutable que l'engouement, tel que le comprenait l'ancienne doctrine, c'est-à-dire l'oblitération de l'intestin par des matières solides et compactes, n'existait pour ainsi dire jamais.

L'année suivante, le savant chirurgien lut à l'Académie des sciences un nouveau travail qui avait pour titre : *Mémoire sur les étranglements herniaires. Des pseudo-étranglements ou de l'inflammation simple dans les hernies.* Dans cette nouvelle communication, il reproduit à son point de vue l'ancienne division de Goursaud, mais en cherchant à réduire le rôle de l'étranglement. Il soutint que, dans un grand nombre de cas, celui-ci n'existait pas, et que ce que Goursaud avait décrit sous le nom d'étranglement par engouement, devait être considéré comme étant simplement de l'inflammation de la hernie et de la péritonite herniaire. C'est en somme une réaction violente et brusque contre l'explication mécanique de l'étranglement, et cette nouvelle théorie fut reprise avec éclat et exagérée encore par P. Broca dans sa savante thèse d'agrégation : *De l'étranglement dans les hernies abdominales et des affections qui peuvent le simuler* (1853).

« Pour lui, dit S. Duplay, les pseudo-étranglements, admis et rapportés à l'inflammation herniaire par Malgaigne, existent, mais l'inflammation est la cause déterminante de tous les étranglements. » Cette doctrine, dont la conséquence pratique regrettable fut d'arrêter souvent le chirurgien et d'empêcher, dans bien des cas, des interventions qui eussent pu être salutaires pour les malades, devait susciter des adversaires convaincus.

Nous verrons, en effet, que, tandis qu'elle rendait compte de certaines formes particulières d'accidents dans les hernies volumineuses et anciennes, et surtout dans les hernies adhérentes, son exagération même devenait absolument nuisible.

« La réalité et les effets de la constriction, dit S. Duplay, étaient trop prouvés par les recherches anatomiques de Jobert, de Labbé, par celles plus récentes de Nicaise, la nécessité de lever l'étranglement et d'opérer la réduction le plus tôt possible, l'impossibilité de distinguer dans la majorité des cas l'étranglement vrai des faux étranglements, furent démontrés avec trop d'éclat par Gosselin, pour que la théorie de l'inflammation herniaire, telle qu'elle était sortie de la plume de Malgaigne, pût se relever du démenti que vinrent lui infliger les faits.» Les récentes études du professeur Trélat et de ses élèves Barette et A. Boiffin sur les hernies adhérentes et leurs accidents sont encore venues diminuer le domaine de l'inflammation.

A l'heure actuelle, les auteurs tels que Chassaignac, Busch, Roser, Lossen, Berger, etc., qui se sont beaucoup occupés de l'étranglement herniaire, juste à l'opposé de la tendance où Malgaigne cherchait à entraîner les esprits tentent de faire prévaloir dans la physiologie pathologique de l'étranglement herniaire un mécanisme exagéré, en se fondant sur une assimilation inexacte entre les organes les plus complexes et des appareils grossiers. De là sont nées des théories plus ou moins ingénieuses que nous aurons à passer en revue dans ce travail, après avoir fait un résumé des anciennes théories, et une étude expérimentale du mécanisme de l'étranglement herniaire.

CHAPITRE II

Théorie de l'engouement.

Nous avons vu que l'étranglement a été longtemps méconnu, que ce n'était guère que depuis la fin du XVIIe siècle que cet accident avait pris parmi les complications des hernies la place prépondérante qu'il mérite d'occuper. Dès que son existence fut acceptée, les chirurgiens se sont efforcés d'expliquer sa pathogénie. La première théorie qui ait paru est celle de Goursaud, connue sous le nom de *théorie de l'engouement.* Cet auteur entendait par engouement l'irruption et l'accumulation de matières solides dans une anse herniée, phénomène qui avait pour résultat de distendre considérablement la hernie, et la rendre irréductible, en outre d'obstruer la lumière de l'intestin, et par suite arrêter les fonctions de cet organe.

Goursaud, dans sa théorie, avait décrit deux formes cliniques qui devaient selon lui tenir à une différence étiologique. De là sa division en *étranglement par engouement*, *et étranglement avec inflammation et non pas par inflammation*, ainsi qu'on le lui a fait dire.

Aujourd'hui on a voulu appliquer à l'engouement, tel que le comprenait Goursaud, un autre sens, celui de l'accumulation de matières liquides ou de gaz, mais en admettant (ce qui est exact) que des matières liquides ou des gaz puissent être contenus en quantité considérable dans une anse intestinale étranglée, comme il s'agit de substances fluides, il nous semble illogique de dire qu'elles peuvent donner lieu à une obstruction ou alors il faudrait ajouter que la difficulté de leur circulation, tient à des circonstances étrangères à leur nature et à leur consistance. Nous aurons à examiner plus tard si leur accumulation dans les anses intestinales étranglées doit être considérée comme le résultat ou la cause de l'étranglement; mais pour le moment, il ne peut être question que de l'engouement par les matières solides. Nous n'avons pas besoin de démontrer combien était hypothétique la théorie de l'engouement solide ; Franco avait déjà démontré que l'intestin dans les hernies douloureuses, irréductibles et accompagnées d'accidents graves, était vide et ne contenait guère que des *flatuosités et autres choses venteuses*.

La plupart des hernies sont en somme formées par l'intestin grêle, et les recherches minutieuses faites dans ces temps derniers, ont confirmé le dire de Franco, c'est-à-dire qu'une anse intestinale herniée ne contenait guère que des produits liquides ou gazeux.

Malgaigne, qui a combattu vivement la doctrine de Goursaud, démontre en effet, en s'appuyant sur des recherches anatomiques et cliniques, que cet engouement n'existe que d'une manière exceptionnelle et que, quand on le constate, il est plutôt le résultat que la cause des accidents. D'ailleurs l'analyse minutieuse des faits a prouvé combien il est exceptionnel de rencontrer cette accumulation de matières dans les hernies.

Broca, dans sa thèse, n'avait pu en réunir que cinq cas, et après analyse des observations, il ne croit plus à la réalité de l'engouement que dans un seul cas, celui de Goyrand (d'Aix).

On considère encore comme un autre exemple de cette lésion, le fait qui a été publié par Nicaise dans sa thèse et qui est dû à Bouchard. Enfin, la question a été reprise en 1878 dans une thèse de la Faculté de Paris, par M. Audoucet *(Sur une observation d'engouement herniaire)*, et l'auteur n'admet comme faits réels d'engouement que celui qu'il publie et qui provient de la pratique de M. Marsoo d'Horthez et les deux cas que nous venons de citer. Dans tous les autres cas, Gosselin, qui a contribué avec Malgaigne à renverser la doctrine de l'engouement solide, a démontré que l'on avait réuni sous ce nom soit des accidents survenant dans des entéro-épiplocèles irréductibles que les recherches récentes de Boiffin rattachent à l'étranglement, soit des épiplocèles enflammées, soit des étranglements à marche lente survenant chez les grosses entéro-épiplocèles des vieillards.

En un mot, nous ne pouvons nier l'accumulation de matières solides dans une anse herniée, le fait existe surtout dans les hernies du gros intestin; et dans presque toutes les observations, c'est le gros intestin qui est contenu dans le sac. Mais son existence ne démontre nullement que les matières soient par elles-mêmes la cause de l'obstruction, puisque, dans les hernies de l'intestin grêle qui s'étranglent, on ne trouve que du liquide ou des gaz.

D'ailleurs Brasdor avait déjà, précédant Malgaigne et les modernes, déclaré tout haut à la Société de médecine de Paris, le 27 thermidor an IX, que l'engouement n'était qu'une *abstraction théorique, une supposition.* Gosselin arrivant aux mêmes conclusions a déclaré à son tour, qu'il n'y avait pas lieu de décrire l'*engouement.*

Théorie de l'inflammation.

Les anciens avaient bien pensé qu'il pouvait y avoir un certain degré d'inflammation dans les accidents herniaires. Goursaud croyait que, dans les étranglements vrais, primitifs, à marche rapide, il existait un certain degré d'inflammation. Cependant, c'est seulement à Malgaigne qu'il faut remonter en faisant l'histoire de l'inflammation des hernies, car sa conception de la péritonite herniaire est absolument différente de toutes les idées de ses devanciers. Frappé de ce que les accidents herniaires se présentaient à l'observateur avec des formes cliniques très diverses et affectaient, en certains cas, une marche très insidieuse, il crut devoir chercher dans une nouvelle interprétation pathogénique la raison de ces variations. Pour lui, dans ces cas, les accidents n'étaient pas dus à l'étranglement, mais seulement, malgré une similitude assez grande de symptômes, à l'inflammation de la hernie. Ce n'était qu'un pseudo-étranglement. De l'analyse d'un certain nombre d'observations, il conclut qu'il y avait dans les accidents herniaires :

« 1° L'étranglement pur et simple, qui est rare, qui a lieu sans inflammation, qui produit la gangrène en quelques heures ;

« 2° L'inflammation pure et simple, très commune, et qui, presque toujours est limitée à la séreuse de la hernie ;

« 3° Enfin, l'inflammation en masse des viscères contenus dans la hernie de l'épiploon avec son tissu adipeux, de l'intestin avec toutes ses tuniques : ce troisième élément ne venant guère qu'à la suite des deux autres, soit par l'effet propre de l'étranglement quand celui-ci n'est pas assez fort pour produire immédiatement la gangrène soit par les manœuvres irrationnelles du taxis dans les cas de simple péritonite herniaire. »

Broca alla plus loin. Pour lui, « l'inflammation est la cause déterminante de tous les étranglements ». Voici comment Broca (thèse d'agrégation, Paris, 1853) s'exprime à ce sujet :

« Je pense, pour ma part, qu'il y a deux éléments dans le mécanisme de l'étranglement intestinal.

« Le premier élément, c'est l'arivée d'une anse d'intestin dans une cavité dont l'orifice est notablement plus étroit que le fond, et est en même temps pourvu d'une certaine rigidité.

L'intestin se *dilate* plus ou moins dans la cavité du sac ; l'expansion des gaz qu'il renferme *joue sans doute un rôle important* dans cette dilatation. Le pédicule de la hernie *est plus ou moins serré*, mais cela ne constitue pas encore l'étranglement.

« Pour que l'étranglement se produise, il faut que, pendant quelques instants encore, la hernie soit maintenue à l'extérieur, et ici la contraction abdominale invoquée par M. Guyton, contraction qui est bien réelle, me semble de nature à contribuer à ce résultat.

« Le pédicule de la hernie n'est pas encore étranglé, *mais il est du moins comprimé à un degré variable ;* dès lors, la circulation en retour est un peu gênée et l'anse intestinale se congestionne. Son volume s'accroît un peu sous l'influence de cet afflux.

« *C'est alors qu'apparaît le deuxième élément, l'élément dynamique, l'inflammation.* La congestion, d'abord purement passive, devient promptement inflammatoire. La tuméfaction s'accroît. L'intestin s'applique fortement sur les bords de l'ouverture et c'est ainsi que commence à se produire cette dépression circulaire que j'ai décrite plus haut et qui est l'indice d'une construction violente.

« Tant qu'il n'y a qu'une simple congestion, la hernie peut être plus ou moins irréductible, mais elle n'est pas encore étranglée.

« L'étranglement ne se confirme que quand l'inflammation se produit.

« Dire maintenant où la congestion s'arrête et où l'inflammation commence ne me paraît pas possible...

« En résumé, pour dire toute ma pensée, *l'inflammation est la cause déterminante de tous les étranglements.* La résistance d'une ouverture fibreuse en est la cause occasionnelle.

« Les étranglements se produisent avec une rapidité très variable.

« Les uns commencent dès le début d'inflammation; ce sont les étranglements *primitifs ou aigus*.

« Les autres ne se produisent que beaucoup plus tardivement et marchent aussi avec une rapidité moins grande; ce sont les étranglements *consécutifs ou chroniques*.

« Enfin, il y a des étranglements auxquels je donnerais volontiers le nom d'étranglements *mixtes*. Ils se produisent dans les hernies dont le pédicule est médiocrement serré, par exemple lorsque le sac a un large collet. »

Nous le disons avec tout le respect dû au nom et aux opinions de Broca, n'y a-t-il pas dans cette argumentation tout ce qu'il faut pour condamner la doctrine trop absolue à laquelle elle s'applique ?

D'abord, qu'au mot d'étranglement qui convient surtout à une compression circulaire énergique, on substitue le mot de constriction, cela ne suffit-il pas déjà pour montrer combien est factice cette division en degrés et en stades précis des circonstances qui suivent la sortie de l'intestin ? Pour Broca, que se passe-t-il ? En premier lieu, l'intestin se dilate, le pédicule est *plus ou moins serré*.

L'intestin se congestionne, puis s'enflamme et s'étrangle.

Cette constriction primitive qui, pour Broca, n'est pas encore l'étranglement, peut bien en être considérée comme le premier degré, de même que la congestion est le premier degré de l'inflammation.

Les accidents commencent donc incontestablement par un étranglement incomplet, par un phénomène mécanique, et la congestion, premier degré de l'inflammation, n'en est bien certainement que la conséquence.

D'ailleurs, qui peut savoir si la congestion, *qui n'est pas encore l'inflammation*, ne peut pas amener l'étranglement avant que l'inflammation se développe? Du moment qu'elle augmente le volume de l'intestin, rien n'est plus rationnel.

Enfin, autre objection qui nous paraît capitale, s'il est vrai que l'inflammation est la cause déterminante de tous les étranglements, pourquoi donc trouve-t-on souvent dans les kélotomies l'intestin presque sain, n'offrant pas plus que le sac des traces évidentes d'inflammation, à moins que l'on ne considère la rougeur et le gonflement comme des lésions toujours inflammatoires?

Par conséquent, les lésions franchement inflammatoires ne sont pas constantes et la théorie qui donne le pas à l'inflammation sur toutes les causes déterminantes, loin de trouver toujours un appui dans les lésions constatées pendant les opérations, est plutôt ébranlée par le résultat d'un certain nombre de constatations.

De ce qui précède, nous pouvons donc conclure :

« Que l'inflammation des hernies est un fait incontestable ; que, lorsque la hernie est enflammée, le gonflement peut amener l'étranglement sur le collet ou les anneaux fibreux suivant les cas; enfin, qu'il y a une nombreuse classe d'étranglements que l'inflammation est impuissante à expliquer. Ceux-là peuvent se compliquer d'inflammation, mais la constriction exercée sur les viscères est *primitive :* elle s'établit d'*emblée* sous l'influence de causes toutes *mécaniques* qu'il s'agira de déterminer ultérieurement.

Théorie de l'étranglement élastique et de l'étranglement spasmodique.

Richter fut le premier qui chercha à expliquer l'étranglement par des phénomènes purement mécaniques. Il imagina alors sa théorie de l'étranglement où l'anneau seul jouait un rôle actif. Pour cet auteur, les phénomènes mécaniques peuvent être légèrement différents. Il pourrait y avoir étranglement élastique et étranglement spasmodique.

Voici ce que dit l'auteur au sujet de l'étranglement élastique : « Quand par une violence quelconque, et la plus ordinaire est un effort considérable, une portion d'intestin est poussée à travers l'anneau, ce dernier subit nécessairement une distension contre nature. Aussitôt que la puissance cesse d'agir, il tend à revenir dans son premier état et à se rétrécir, et alors il exerce sur les parties échappées une pression, une constriction considérable. Cette force dépend de son *élasticité*, dans les hernies récentes, car aucune partie ne peut s'échapper par cette ouverture sans l'élargir et la distendre, et c'est la raison pour laquelle les hernies s'étranglent si souvent dans le premier moment de leur apparition. Dans les hernies anciennes, où les parties sont souvent sorties et ont été fréquemment réduites, l'anneau est plus dilaté et perd d'autant plus de sa force élastique que la hernie est ancienne. Les hernies récentes sont par cette raison toujours plus dangereuses que les anciennes. Les premières s'étranglent aisément, parce que l'anneau n'est point encore très distendu et que son élasticité n'est point encore diminuée. Les dernières, au contraire, s'étranglent difficilement et leur étranglement n'est pas aussi considérable, parce que l'anneau est affaibli et élargi par une longue extension. Il y a des hernies qui se forment subitement par une cause violente, elles paraissent ne reconnaître aucune cause prédisposante, et il y survient aisément un étranglement violent. D'autres, au contraire, naissent sans aucune cause occasionnelle extérieure et paraissent presque entièrement devoir leur origine aux causes prédisposantes, alors on peut expliquer pourquoi, dans le premier cas, l'étranglement est plus fréquent et plus violent, plus rare et moins grave dans le dernier. »

Dans un second ordre de faits, l'anneau se comporterait autrement, l'étranglement serait produit par une contraction, un resserrement spasmodique de cet anneau. Je ne puis, dit Richter, dans son *Traité des hernies*, refuser à l'anneau une véritable contractilité musculaire.

Il est, à la vérité, tendineux, mais les fibres tendineuses étant continues aux fibres charnues, lorsque ces dernières se contractent, leur action s'étend nécessairement sur les fibres tendineuses qui forment l'anneau. Si, par une cause quelconque, les fibres charnues du muscle grand oblique se contractent, se raccourcissent avec force, l'anneau doit nécessairement se rétrécir. J'ai de fortes raisons pour conjecturer que c'est ce qui arrive dans l'espèce d'étranglement, que je nomme spasmodique. Le bas du ventre dur et tendu comme on l'observe si souvent dans les cas d'étranglement, nous démontre évidemment une telle tension dans le muscle oblique externe. Richter nomme ainsi cette espèce d'étranglement, parce que la plupart des symptômes qui l'accompagnent et sa cause sont spasmodiques, et, pour expliquer ce spasme, il fait valoir les rémissions qui se produisent dans les symptômes. C'est le propre du spasme et des accidents nerveux, dit-il, de diminuer et d'augmenter alternativement.

En résumé, dans un premier ordre de faits, Richter croyait que l'intestin était serré par l'anneau herniaire qui, s'étant laissé distendre par le passage d'une trop grande quantité de viscères, revenait sur lui-même en vertu de son élasticité : c'était l'*étranglement élastique*. Dans un second groupe de cas, l'incarcération était due à la diminution du calibre de l'orifice par les contractions spasmodiques des fibres du muscle grand oblique qui se continuent avec les piliers: c'était l'*étranglement spasmodique*. Dans les deux variétés, l'anneau seul jouait un rôle actif.

La théorie de Richter serait certainement très ingénieuse; elle rendrait parfaitement compte de ces étranglements spontanés, rapides où l'on ne constate aucune lésion inflammatoire, si les anneaux possédaient cette propriété invoquée par cet auteur. Malheureusement les recherches en ont bien vite démontré l'inexactitude. Les recherches de J. Cloquet et Cruveilhier ont démontré que les anneaux fibreux ne possédaient aucune contractilité. Le seul rôle actif laissé à ces orifices serait celui qui a été assigné par Gerdy, surtout aux anneaux accidentels, c'est-à-dire la possiblité d'un certain degré de rétraction, propriété commune à tous les tissus fibreux en voie d'évolution. En outre, la découverte de l'étranglement par le collet du sac montre bien que, dans certain cas, aucune part d'action ne peut être laissée aux anneaux. Les auteurs actuels sont cependant forcés d'admettre encore l'étranglement spasmodique de Richter pour expliquer l'étranglement par pincement latéral de l'intestin. Nous verrons plus tard comment notre théorie sur le contenu de l'anse peut rendre compte de cette variété d'étranglement.

Théorie de l'étranglement par les anneaux et le collet du sac.

Dès que les recherches de Riolan eurent démontré l'existence des anneaux naturels et la production du déplacement intestinal au travers de ces orifices fibreux, on considéra ceux-ci comme les agents de la constriction. Ledran et Arnaud, les premiers, virent qu'il était nécessaire de débrider parfois sur le collet du sac et donnèrent le jour à la théorie de l'*étranglement par le collet du sac ;* celle-ci réunit des partisans toujours plus nombreux, malgré l'opposition de J.-L. Petit et de Louis d'abord, puis les arguments que Gimbernat, Sabatier, Lassus, Boyer, Manec, firent valoir en faveur de la théorie ancienne.

D'autre part, dès 1740, Arnaud avait indiqué la possibilité de l'étranglement par les anneaux accidentels. Ce mécanisme, étudié surtout à propos de la hernie crurale, fut décrit de nouveau par Ch. Bell, Hey, Cooper, puis par Scarpa, Jules Cloquet et Breschet. Ainsi depuis Arnaud, Scarpa, Pott et Dupuytren surtout, le collet du sac était considéré comme l'agent de constriction de presque toutes les hernies inguinales ; avec Jules Cloquet et Breschet, la notion des anneaux accidentels s'était substituée à celle des anneaux naturels dans l'étranglement des hernies crurales pour lesquelles il ne peut souvent être question d'étranglement par le collet, et Malgaigne se fit l'interprète des tendances de son époque quand il déclara « soutenir et avoir soutenu qu'il n'y avait pas un seul fait d'étranglement authentique par l'anneau même... »

Pour Malgaigné, la constriction était exclusivement opérée par le collet du sac, si ce n'est dans certaines hernies crurales où cet auteur ne se refusait pas à admettre l'intervention des orifices du *fascia crebriformis*, c'est-à-dire des anneaux accidentels.

L'opinion exclusive de Malgaigne fut combattue par Laugier, Diday, Sédillot, Velpeau, Marchal de Calvi. D'un autre côté, Demeaux, Deville, Broca, Jarjavay, Honel, se montrèrent partisans de sa manière de voir, et enfin Richet et Gosselin se rangèrent au même avis, et firent adopter, comme fait général, l'étranglement par le collet du sac, et, dans quelques cas particuliers, spécialement dans la hernie crurale, la possibilité de l'étranglement par les anneaux accidentels.

Pourtant deux protestations se sont élevées contre l'exclusion absolue des anneaux naturels. Chassaignac [1], dans un mémoire sur l'étranglement par vive arête, crut avoir prouvé que ligament de Gimbernat était, dans cer-

[1] Mémoire sur le mécanisme de l'étranglement des hernies (*Gaz. médicale*, 1864).

taines hernies crurales, l'agent réel de l'étranglement. Il se fondait principalement sur ce fait que les lésions de l'intestin siégeaient exclusivement au niveau de cette bride fibreuse. Depuis lors, Bax [1], dans sa thèse entreprit la réhabilitation de la doctrine soutenue depuis Riolan jusqu'à Louis et J.-L. Petit.

En cherchant à apprécier ce débat, on trouve des raisons qui s'élèvent contre toutes les théories trop absolues. Contre ceux qui admettent uniquement l'étranglement par le collet du sac, on peut invoquer les faits des hernies qui s'étranglent dès qu'elles se sont produites, à une époque où l'évolution du sac n'a pu encore amener la formation d'un collet : les faits de réduction obtenus par le débridement externe, portant exclusivement sur les anneaux et n'ayant pas intéressé le collet du sac ; les étranglements par vive arête de Chassaignac, enfin les hernies qui ne possèdent pas de sac. D'un autre côté, on sait que les anneaux accidentels, lorsque la hernie est ancienne, se rapprochent des anneaux naturels et paraissent se confondre avec eux, et que dans la hernie crurale, par exemple, le *fascia crebriformis* vient au contact de l'anneau crural, il ne faudrait donc pas trop légèrement conclure du siège profond de l'étranglement à la participation de l'anneau crural à sa production.

En résumé, si, dans un bon nombre de cas, l'étranglement par le collet du sac, tel que l'avait décrit Malgaigne, paraît répondre aux faits observés, il en est un grand nombre où les adhérences du collet aux anneaux, où la fusion presque complète des plans fibreux que traversent

[1] *Etranglement des hernies crurales*, thèse de Paris, 1869.

la hernie, rendent la détermination de l'agent de l'étranglement très difficile. Il faut alors avoir recours à une théorie mixte en quelque sorte, suivant laquelle les parties qui environnent le pédicule de la hernie contribuent, chacune pour une part plus ou moins large, à l'irréductibilité.

CHAPITRE III

Etude expérimentale du mécanisme de l'étranglement herniaire.

Les théories que nous allons successivement examiner sont toutes nées de ce fait, qu'il est difficile d'admettre toujours la réalité de l'*étranglement élastique* de Richter. L'explication donnée par cet auteur est séduisante : l'intestin descend en plus grande abondance, par suite il force l'anneau, et l'élasticité de celui-ci, quand il revient sur lui-même, étranglera fatalement un pédicule devenu plus gros. Malheureusement, elle repose sur l'élasticité des anneaux, et celle-ci, si elle existe, est si limitée, que l'on est presque en droit de les considérer comme complètement rigides. Alors, comment s'expliquer que l'on trouve dans le sac un contenu si volumineux par rapport à l'étroitesse de l'orifice ? De là, plusieurs théories, ayant toutes, du reste, une origine expérimentale, et qui ont été l'objet d'une excellente étude critique de la part de M. Paul

Berger dans les *Archives générales de médecine*, 1876, à laquelle nous allons faire de nombreux emprunts. Le point de départ de ces théories mécaniques, est une expérience classique due à O'Beirn; voici dans quels termes, M. Gosselin la décrit : « On fera dans un carton épais de 3 millimètres environ, un trou de la largeur d'une pièce de 50 centimes, et l'on engage dans ce trou une anse intestinale, de manière à avoir la convexité d'un côté du trou et les deux bouts du côté opposé. On engage une sonde dans un de ces deux bouts, on la maintient avec une ligature et on pratique l'insufflation. Tant qu'on souffle lentement, l'air passe du bout supérieur dans l'inférieur et l'anse n'est pas incarcérée; mais si l'on vient à souffler fort et à établir ainsi un courant rapide, l'anse se distend promptement au delà du trou, l'air ne peut plus passer par le bout inférieur et ne peut même regagner celui par lequel il est entré qu'au moyen d'une pression forte et prolongée. Par le fait même de la distension, l'anse intestinale vient s'appliquer sur le contour de l'ouverture et s'y trouve étranglée. Cette expérience n'a pas toujours donné les mêmes résultats entre les mains d'autres expérimentateurs, et M. Berger qui s'est occupé particulièrement de la question s'exprime ainsi :

« Nous avons bien souvent répété cette expérience, mais avec des résultats très variables; pour trouver la raison de ces différences, nous devons l'analyser dans les détails. Un trou d'un centimètre 1/2 de diamètre étant creusé au travers d'une petite plaque de liège ou de bois, on y introduit une anse d'intestin pourvue de son mésentère, et on laisse prendre l'anse d'un côté, les bouts de l'intestin de l'autre. On insuffle alors brusquement l'un des bouts libres que nous appellerons le bout supérieur, et pourvu qu'il ait une certaine longueur, on est fort étonné de constater ce qui suit : le bout supérieur se distend jusqu'à l'anneau, jusqu'au trou percé dans la planchette; mais rien, pas une bulle de gaz ne traverse l'anneau et ne passe dans l'anse qui pend de l'autre côté. Cependant la distension du bout par lequel l'insufflation est pratiquée en amène l'ampliation; son volume ne peut suffire à contenir le gaz, et pour l'augmenter, il attire hors de l'anneau la portion d'intestin, l'anse qui y était engagée, jusqu'à ce que, toute l'anse intestinale ayant repassé la porte, la hernie artificielle s'étant spontanément réduite, le gaz puisse passer directement du bout supérieur dans le bout inférieur, ce dont on est aussitôt averti en voyant l'intestin s'affaisser. »

Mais si l'on s'oppose à cette réduction spontanée, ou si l'insufflateur est fixé à quelques centimètres seulement au-dessus de l'anneau, le gaz pénètre dans l'anse et dès lors, non seulement toute tendance à la réduction spontanée disparaît, mais on voit se produire un phénomène absolument inverse. L'anse se gonfle, se distend, et ne pouvant suffire à contenir le gaz qui y afflue, elle augmente son volume aux dépens du bout inférieur qu'elle attire à travers l'anneau avec la portion du mésentère qui s'y rattache.

On voit ainsi une longueur de 20, 30, 50 centimètres d'intestin se dérouler en spirales au delà de l'anneau, tandis qu'aucune bulle d'air ne passe de l'anse dans le bout inférieur, dont la communication avec celle-ci paraît absolument interrompue. Cessons l'insufflation, fermons le robinet de l'insufflateur : des pressions aussi violentes que possible, exercées sur l'intestin hernié, n'auront pour effet que d'augmenter la tension de l'anse herniée et d'attirer au delà de l'anneau de nouvelles portions du bout inférieur : mais jamais ces pressions ne feront passer une bulle d'air de l'intestin gonflé et hernié dans le bout inférieur.

Ouvrons au contraire le robinet de l'insufflateur sans presser sur l'anse, et nous verrons celle-ci s'affaisser en grande partie au moins ; preuve que la communication existe librement entre l'anse et le bout supérieur auquel est fixé le robinet. (Constatons, avant d'aller plus loin, que M. Berger est en contradiction avec l'expérience d'O'Beirn.)

Appliquons les données fournies par cette première expérience, que nous avons toujours répétée avec le même résultat, à la circulation des matières et des gaz dans un intestin hernié, sous toutes réserves bien entendu. Nous pourrons en conclure que, tant que rien ne s'oppose à la réduction de l'intestin hernié, si la porte est étroite, les matières, les gaz qui chercheront à la franchir pour s'introduire dans l'anse contenue dans la hernie tendront plutôt à attirer celle-ci dans le ventre et par conséquent à réduire la hernie. Mais si, par une cause ou une autre, l'augmentation de la pression intra-abdominale par exemple, s'oppose à la rentrée de l'intestin et pousse au contraire le gaz au dehors, celui-ci traverse l'anneau herniaire, s'introduit dans l'anse, et dès lors, tout accroissement considérable et brusque de la tension à l'intérieur de celle-ci aura pour effet d'attirer dans la hernie de nouvelles portions d'intestin et d'augmenter son volume.

Ici se pose une première question : pourquoi les gaz et les matières qui distendent l'anse ne traversent-ils pas l'anneau pour s'échapper dans le bout inférieur ? (Nous verrons que ce point a reçu en Allemagne des interprétations diverses, nous y reviendrons d'ailleurs dans l'exposé des théories nouvelles sur le mécanisme de l'étranglement.)

L'augmentation considérable et brusque de la pression intérieure dans une anse intestinale herniée, paraît donc avoir pour effet d'attirer de nouvelles quantités d'intestin dans le sac et d'augmenter le volume de la hernie. Cet accroissement n'est pourtant pas indéfini : il est limité d'abord par la distension du sac qui n'admet qu'une proportion très limitée du contenu de la cavité abdominale. Ce fait avait à peine besoin d'être contrôlé par l'expérience ; mais nous avons voulu voir si, dans l'intérieur du sac herniaire, l'occlusion intestinale se produisait de la même façon que sur un intestin traversant librement un orifice au delà duquel il pouvait se développer à son aise.

Sur des sujets atteints de hernies plus ou moins volumineuses, nous avons disséqué le sac avec son collet et toute la partie du péritoine qui entourait ce dernier. Remarquons immédiatement que les collets les plus rigides, les plus inextensibles en apparence deviennent beaucoup plus larges et surtout plus extensibles quand on les a séparés de leur adhérence avec les anneaux fibreux naturels ou accidentels. Un nombre assez considérable de dissections nous ont prouvé que le collet en lui-même, isolé de tous ses rapports, est bien rarement capable d'être l'agent d'une constriction véritable.

Quoi qu'il en soit, nous avons fait passer le collet des sacs herniaires ainsi disséqués, par un trou percé dans une plaque de liège ou de carton, où dans un anneau de fil de fer, et après avoir introduit dans le sac une anse intestinale, nous l'avons subitement insufflée. Nous avons vu le sac se distendre d'abord par l'ampliation de l'anse, puis par la pénétration dans le sac de nouvelles portions d'intestin, et après avoir poussé la distension du sac jusqu'à ses extrêmes limites, après avoir fait sécher les préparations obtenues par ce procédé, nous avons pu constater au moyen de coupes pratiquées sur le sac et sur l'intestin, que, dans l'intérieur d'un sac herniaire, l'occlusion se produisait comme lorsqu'une anse d'intestin était librement passée dans un anneau. La compression du bout inférieur par le bout supérieur s'observe dans un cas comme dans l'autre.

Mais une autre cause encore limite l'accroissement de volume de la hernie. Pour l'apprécier, il faut faire entrer en ligne de compte un élément qui prend part à la constitution de la hernie et dont nous avons jusqu'à présent passé le rôle sous silence : c'est le mésentère.

Répétons l'expérience d'O'Beirn, sur un sujet dont le mésentère intact s'insère encore à la colonne vertébrale. La plaque de liège, percée, de l'orifice herniaire, représente la paroi abdominale ouverte, dont elle continue le plan. A mesure que le bout inférieur, cédant à la traction qu'exerce sur lui l'anse distendue par l'insufflation, vient augmenter son volume en sortant de l'abdomen au travers de l'anneau, où cette anse est étreinte, on voit le mésentère se tendre. Plus l'intestin sort à travers l'orifice, plus le mésentère qui l'accompagne se tend, plus le mésentère se tend et plus le bout inférieur semble résister à la traction que l'anse gonflée exerce sur lui, plus lent et laborieux est l'accouchement qui lui permet de venir accroître le volume de la hernie. Puis les efforts d'insufflation les plus violents ne peuvent attirer au dehors de nouvelles portions d'intestin ; le mésentère est alors tendu en éventail, depuis l'orifice herniaire jusqu'au bord concave de l'anse herniée, tandis qu'il forme dans l'abdomen, une corde rigide reliant l'anneau herniaire à la colonne vertébrale ; non plus qu'auparavant, le gaz ne passe de l'anse herniée dans le bout inférieur, et si la pression intra-intestinale augmente encore, elle ne peut avoir d'autre effet que de faire crever l'intestin.

Jusqu'à présent, l'anse herniée est restée en communication avec le bout supérieur, et l'expérience n'a pas reproduit les conditions réelles de l'étranglement, car on peut supposer que la tension intra-abdominale diminuant, ou sous l'influence de pressions suffisantes exercées sur l'anse, son contenu puisse regagner le bout supérieur et la réduction s'obtenir.

Pour reproduire expérimentalement cette réduction, tout en maintenant la plaque où l'anse est engagée, écartée de la colonne vertébrale et le mésentère tendu, ouvrons le robinet de l'insufflateur et vidons le bout supérieur : l'anse, loin de s'affaisser comme on pouvait l'observer, lorsque le mésentère était séparé de ses insertions vertébrales, demeure tendue, et les pressions exercées sur elle restent sans effet.

Le bout supérieur et le bout inférieur pendent flasques et vides d'un côté de l'anneau, l'anse distendue fait saillie de l'autre, et le mésentère, tendu comme une corde, entre l'anse herniée et son insertion vertébrale, est évidemment l'agent de l'étranglement [1]. En relâchant en effet la corde mésentérique, l'on voit sous l'influence des pressions exercées sur l'anse, le contenu de celle-ci se vider par le bout supérieur, le bout inférieur, ou les deux à la fois.

Le résultat de cette expérience nous permet donc de constater que : lorsqu'une anse intestinale est passée au au travers d'un anneau inextensible, assez étroit, mais permettant encore la communication entre le bout supérieur de l'intestin et l'anse herniée, une traction exercée sur le mésentère dans le sens de son insertion vertébrale, produit l'incarcération absolue de cette anse, et s'oppose à ce que la moindre bulle de gaz repasse de son contenu dans celui du bout supérieur ou du bout inférieur. Ces conditions se retrouvent-elles dans l'étranglement herniaire? M. Berger le pense, en effet, dit-il, nous constatons un orifice circulaire, aussi rigide, aussi inextensible, souvent plus étroit que ceux que nous pratiquons dans nos expériences : le doigt qui explore l'agent de l'étranglement, dans l'opération de la kélotomie, ne laisse aucun doute sur ce point.

Cet orifice est percé dans une cloison résistante et tendue que ses connexions anatomiques, ses rapports avec le bassin et l'arcade de Fallope, peuvent faire considérer comme un plan fixe, situé à une distance invariable de

[1] M. Berger attribue au mésentère la qualité de produire l'étranglement. Mais les hernies les plus sujettes aux étranglements spontanés sont, d'après les auteurs, les hernies congénitales ; or, est-ce que dans ces hernies, par le fait de leur origine, le mésentère n'a-t-il pas subi des modifications telles qu'il puisse posséder une certaine laxité, la faculté de s'étendre et de s'accommoder à la situation que lui a faite la hernie.

l'insertion vertébrale du mésentère. Enfin, comme dans l'expérience à laquelle nous avons eu recours, l'anse herniée a attiré le mésentère dans le sac, et l'issue des quantités de plus en plus considérables d'intestins s'est accompagnée d'issue de quantités de plus en plus considérables de mésentère, jusqu'à ce que celui-ci forme une corde mésentérique rigide entre ses insertions vertébrales et ses insertions intestinales. Mais l'on connaît la puissance rétractile du mésentère, signalée d'abord par Scarpa, étudiée par Dupuytren, qui en a fait le principal agent du retrait de l'intestin et de la formation de l'infundibulum dans la guérison spontanée de l'anus contre nature. Cette force qui attire l'intestin dans le ventre, ne peut-elle se faire sentir dès le début de l'étranglement, ne peut-elle appliquer l'intestin contre le contour fibreux de l'anneau, et transformer l'étranglement incomplet dans lequel l'anse communiquait encore avec le bout supérieur, en un étranglement complet avec incarcération, avec isolement absolu de la portion d'intestin contenu dans la hernie.

Nous verrons plus tard, lorsque nous parlerons des différentes théories mécaniques, que M. Berger, se basant sur les résultats obtenus par ses expériences, fait jouer au mésentère un rôle considérable dans le mécanisme de l'étranglement herniaire.

CHAPITRE IV

Théories mécaniques de la production de l'étranglement herniaire.

L'expérience d'O'Beirn qui est la base de toutes les théories indique un fait vrai, le volume exagéré de l'intestin par suite de l'accumulation gazeuse. L'étranglement serait alors produit par l'accumulation brusque des gaz dans l'anse herniée qui par le fait même de sa distension deviendrait irréductible. Cependant c'est plutôt là un fait qu'une explication. En effet, rien ne prouve que les choses se passent sur le vivant comme dans l'expérience d'O'Beirn, c'est-à-dire que l'anse herniée doive sa distension à une irruption brusque par le bout supérieur des produits liquides ou gazeux? L'anse herniée n'est-elle pas vivante comme le reste de l'intestin renfermé dans l'abdomen, et sa distension ne serait-elle pas due à l'accumulation progressive de produits sécrétés dans l'intérieur de sa cavité? En outre, quelle est la cause qui détermine l'irréductibilité de l'anse passée au travers d'un anneau inextensible, lorsque par l'insufflation on détermine sa distension subite? Un chirurgien allemand, Roser, fut le premier à chercher la raison de ce phénomène, et fonda, sur des expériences publiées en 1856, une théorie assez ingénieuse. Quelques années après, le professeur W. Busch de Bonn, reprenant et développant une idée émise par Scarpa, proposait une nouvelle explication du mécanisme de l'étranglement herniaire. Enfin, plus récemment le Dr Hermann Lossen, de Heidelberg, ayant repris l'étude de cette question, est arrivé à des résultats assez différents de ceux qu'avaient annoncés Roser et Busch. La communication qu'il en fit au Congrès des chirurgiens allemands, en 1874, eut assez de retentissement pour motiver de vives réclamations de la part de ses prédécesseurs. Une polémique s'engagea : divers chirurgiens prirent fait et cause pour ou contre les opinions qui étaient en présence, et cherchèrent à les appuyer par de nouvelles expériences et de nouveaux raisonnements; l'intérêt que soulevèrent ces débats fit du mécanisme de l'étranglement herniaire une des questions à l'ordre du jour dans la presse chirurgicale allemande.

En France, M. Berger chargé de rédiger l'article HERNIE dans le nouveau *Traité de chirurgie*, s'est rattaché à l'opinion de Lossen en y apportant toutefois quelques modifications pour expliquer l'occlusion des deux bouts supérieur et inférieur de l'anse intestinale étranglée.

La théorie de Roser est connue en France par le résumé qu'en a fait M. Ledentu dans le *Dictionnaire de médecine et de chirurgie pratiques* (art. HERNIE, t. XVII, 1873, p. 575).

« Pour cet auteur, l'étranglement repose essentiellement sur un mécanisme de valvules. La rétention du contenu de l'intestin a lieu par formation de replis de la muqueuse qui se placent les uns contre les autres comme des soupapes et bouchent ainsi le chemin au gaz et au liquide contenus dans l'intestin ». Quand une anse d'intestin est passée au travers d'un orifice étroit, les deux bouts de cette anse subissent une coarctation qui réduit leur calibre à un très faible diamètre. Les valvules conniventes situées au voisinage des orifices d'entrée et de sortie de l'anse herniée, viennent se rabattre sur ces orifices, et tandis que les matières arrivant par le bout supérieur ou inférieur, les soulèvent et peuvent ainsi s'introduire dans la portion d'intestin étranglée, celles qui sont contenues dans l'anse, tendent par leur pression à appliquer plus étroitement ces replis valvulaires sur les orifices. Aussi, les gaz et les matières renfermés dans l'anse étranglée ne peuvent s'en échapper ; et la tension croissante du contenu de cette anse, augmentée encore par les pressions qu'on pourra exercer sur elle, contribue à maintenir abaissées les soupapes qui s'opposent à la déplétion de l'intestin hernié.

Pour démontrer le mécanisme de cette occlusion valvulaire, Roser passe une anse intestinale à travers un orifice étroit, du diamètre d'un doigt environ. Il place cet anneau de telle sorte que l'anse regarde en haut et que les deux bouts de l'intestin pendent vers le sol. Il suffit alors d'ouvrir l'anse et de verser dans sa cavité de l'eau, comme on le fait pour constater l'état des valvules aortiques. On peut voir de la sorte les plis, les valvules conniventes de l'intestin. se rabattre sous la seule pression du liquide, et s'appliquer sur les orifices de manière à empêcher tout accès de ce liquide dans les bouts supérieur ou inférieur de l'intestin.

Telle qu'elle a été décrite par Roser, cette expérience est passible de bien des objections. Elle ne reproduit pas les conditions de l'étranglement. L'anse intestinale ouverte représente fort imparfaitement un intestin distendu par les gaz et les matières ; les valvules, qui s'opposent au passage d'une colonne d'eau de quelques centimètres de hauteur, pourraient bien céder à une pression plus énergique ; l'expansion de l'intestin dilaté devrait effacer la saillie de ces replis et supprimer l'obstacle ; enfin les expériences faites sur des intestins d'animaux dépourvus de valvules conniventes, et sur de simples tubes en caoutchouc, ne permettent pas d'invoquer la juxtaposition et l'intrication de ces replis pour expliquer l'occlusion qu'on y obtient en y pratiquant des injections forcées, après les avoir fait passer à travers un anneau étroit. Ces objections sont fondées au moins en partie ; Bidder qui a, dans ces derniers temps, adopté les idées de Roser et ce chirurgien lui-même se sont beaucoup plus occupés de combattre les opinions de Busch et de Lossen sur le mécanisme de l'étranglement que de réfuter les arguments que ceux-ci opposaient à leur propre théorie.

Dans l'appréciation de ce débat, nous ne tiendrons pas compte des recherches faites avec des tubes en caoutchouc et des intestins lisses : vouloir simplifier à ce point l'expérimentation qui reproduit d'une façon si imparfaite déjà les phénomènes de l'étranglement herniaire, c'est se placer dans des conditions par trop artificielles, qui ôtent aux expériences toute leur valeur. Mais Lossen et

Busch sont peut-être allés beaucoup trop loin en refusant aux replis de la muqueuse intestinale toute influence sur le cours des matières et en affirmant que, sur une anse distendue, ils devaient disparaître. Il existe d'ailleurs des préparations faites suivant la méthode de Lossen, c'est-à-dire des anses intestinales étranglées par l'insufflation, comme dans l'expérience d'O'Beirn, et desséchées ; à la vérité sur quelques unes de ces préparations, il est impossible d'expliquer l'obstacle à la sortie des gaz par l'existence de valvules qui n'existent pas ou qui sont fort distantes des points où l'anse s'engage dans l'anneau ; mais sur d'autres leur saillie est manifeste et leur juxtaposition aux environs du point où l'anse est étranglée dans l'anneau, peut jouer un rôle, rôle bien secondaire, dans l'occlusion qui sépare lecontenu de l'anse de celui de l'intestin.

De l'énoncé des faits qui précédent, nous affirmons que, si la théorie de l'occlusion valvulaire de Roser répond à un certain nombre de faits, l'incarcération de l'anse intestinale dans l'expérience d'O'Beirn ne peut être expliquée dans tous les cas par le plissement de la muqueuse intestinale agissant à la manière de soupapes.

La deuxième théorie due à Busch fait jouer à la flexion de l'intestin un rôle considérable dans le mécanisme de l'étranglement.

Busch remarqua que, lorsqu'on replie sur lui-même un intestin en le coudant brusquement sur une arête vive, et que l'on pousse dans l'une de ses extrémités une injection, celle-ci franchit avec beaucoup de peine l'éperon saillant que forment les parois intestinales au niveau de la courbure, et que l'on peut parfois, en augmentant la pression, faire éclater l'intestin entre l'insufflateur et la coudure, sans que rien ait passé au delà de cet éperon. L'observation de ce phénomène conduisit W. Busch à placer la cause de l'occlusion herniaire dans une coudure brusque *(Abknikung)* de l'intestin siégeant au niveau du pédicule de la hernie.

Cette idée n'était pas précisément nouvelle : Scarpa, dans l'édition de 1813 de son *Traité des hernies*, p. 201, faisait jouer à la flexion de l'intestin un rôle considérable dans le mécanisme de l'étranglement. Voici le passage de cet ouvrage où ce mécanisme se trouve le plus nettement accusé ; il est cité par Busch dans son mémoire : « Le spasme, le rétrécissement graduel du collet du sac, l'enroulement de l'épiploon autour du pédicule de la hernie, ou toute autre sorte de lien jeté autour de l'intestin, peuvent être la cause prédisposante, mais non la cause prochaine de l'étranglement. La véritable cause efficiente est toujours ou l'augmentation de la proportion de l'intestin hernié, une nouvelle partie de l'intestin étant sortie brusquement, ou bien encore la distension extrême de l'anse herniée par des gaz ou des flatuosités. L'anse distendue fait, de part et d'autre du sac et de son collet, un angle aigu, parfois même très aigu, avec l'intestin contenu dans le ventre ; la cause véritable de l'étranglement réside dans la production de cette courbure angulaire. »

Depuis lors, M. Chassaignac a fait remarquer que, dans un certain nombre de cas, l'étranglement était produit par la coudure brusque de l'intestin sur une arête siégeant au niveau de l'orifice herniaire ; sur le ligament de Gimbernat, par exemple, dans la hernie crurale. A l'appui de cette opinion, ce chirurgien affirmait que les lésions les plus prononcées de l'intestin siégeaient, d'ordinaire, au niveau de ce rebord tranchant, et, de plus, que, dans bien des cas il lui avait été possible, une fois le sac ouvert, d'introduire une sonde de femme entre le collet du sac et le contour de la portion étranglée, preuve qu'il n'existait point à ce moment de constriction circulaire. M. Chassaignac a donné le nom d'étranglement par *vive arête* à l'occlusion qui se produit par ce mécanisme (*Gazette méd. de Paris,* 1864, 20 et 27 février et 20 mars 1864).

Busch, à la suite de recherches entreprises il y a quelques années, n'a fait que généraliser cette idée ; il admet que la coudure brusque de l'intestin est toujours la cause immédiate de l'étranglement herniaire. Voici comment, suivant lui, l'on doit comprendre le mécanisme de l'occlusion : « Une anse intestinale, située dans le sac herniaire, se continue par des courbes régulières à travers le collet du sac avec l'intestin contenu dans l'abdomen. Si l'on augmente, par une injection pratiquée dans le bout supérieur, la pression dans l'intérieur de cette anse, elle tend à redresser sa courbure et à devenir rectiligne, comme un manomètre métallique de Bourdon redresse sa courbure lorsque la pression augmente dans la cavité du tube recourbé qui le forme. L'anse, en se redressant et en s'allongeant par le fait de ce redressement, tire sur le bout inférieur engagé dans l'anneau, et en détermine la brusque courbure en l'appliquant contre le contour de l'orifice herniaire. Les matières ne peuvent traverser la partie coudée pour ressortir dans le bout inférieur ; l'occlusion est produite. Mais le bout supérieur reste en communication avec l'anse ; pour expliquer comment il peut, à son tour, en être isolé, et comment l'incarcération devient complète Busch se montre un peu embarrassé.

Il suppose que la tension diminue subitement dans le bout supérieur : l'excès de pression qui subsiste dans l'anse herniée et distendue peut alors exercer ses effets sur le bout supérieur, non moins que sur le bout inférieur, et les couder tous les deux. Mais comme on ne voit pas bien clairement ce qui empêcherait, au moment où la pression diminue dans le bout supérieur, une partie du contenu de l'intestin d'y rentrer, Busch est forcé d'admettre que les pressions extérieures, les efforts de taxis interviennent le plus souvent pour augmenter encore la tension dans l'anse herniée, pour redresser davantage sa courbure et couder à son tour le bout supérieur à son union avec l'anse.

La théorie de Busch pour expliquer l'étranglement herniaire est certainement bien ingénieuse, cependant peu d'auteurs l'ont approuvée (Kocher, Heuduch et Karpetschenko; Lossen, Bider, Bellien, Duplay et Beely) (Leçons sur l'étranglement herniaire, *Centralbl.*, 1887), sont contre cette explication. Ces derniers fondent leur opposition en partie sur ce que les essais faits par Busch ne leur ont pas réussi. En effet, où a-t-on jamais observé dans une hernie, les conditions présentées dans l'expérience de Busch? Peut-il y avoir, en même temps : 1° que la pression intérieure soit si forte ; que : 2° la paroi de l'intestin libre dans le sac herniaire trouve assez d'espace pour s'étendre au plus haut degré, et que : 3° le bord de l'orifice de la hernie à l'intérieur du sac hernaire soit si aigu, que la paroi de l'intestin se joignant au sac, forme un angle droit.

Ajoutons à cela, que l'intestin est formé de telle sorte, que la forte pression à l'intérieur sur son bord libre ne l'étend pas en ligne droite, surtout lorsqu'il est attaché au mésentère, et que justement par suite de la plus grande longueur de son bord libre, il ne peut être formé par un pli en forme d'éperon, faisant saillie dans sa lumière. En admettant encore que sa théorie puisse s'appliquer à certains étranglements, elle ne peut en tout cas nous donner la clef du mécanisme des hernies qui s'étranglent spontanément, sans le secours de pressions extérieures et sans que l'on ait employé les efforts du taxis. Enfin comme dernière objection et comme preuve que la théorie de Busch ne peut donner une explication satisfaisante du mécanisme de l'étranglement herniaire, c'est l'apparition d'une nouvelle théorie, celle de Lossen.

Pour Hermann, Lossen, c'est la *compression du bout inférieur de l'intestin par le bout supérieur distendu* qui détermine son affaissement et l'interruption du cours des matières. Pour le prouver, Lossen distend l'anse herniée au moyen d'injections solidifiables au suif, et laisse sécher la pièce. En examinant la préparation, l'on voit l'anse herniée gonflée par l'injection ; l'anneau est rempli en totalité par le bout supérieur distendu qui écrase pour ainsi dire contre lui le bout inférieur. Rien de plus facile à voir; rien de plus logique que de conclure que le bout supérieur distendu comprime dans l'anneau le bout inférieur et détermine l'occlusion, le volume toujours croissant de la hernie, et l'irréductibilité. Malheureusement pour que ce mécanisme se produise, il faut que la pression soit continue dans le bout supérieur, car dès qu'elle cesse, les conditions de l'étranglement ne sont plus reproduites. On a beau pousser les injections avec une force capable de faire crever l'intestin, toujours on observe la libre communication du bout supérieur avec l'anse ; si on diminue la pression dans le premier, la seconde s'affaisse aussitôt. Il en est donc ici comme dans la théorie de Busch. On se trouve embarrassé pour expliquer la manière dont l'anse s'isole à son tour du bout supérieur.

Lossen est encore obligé de faire intervenir les pressions extérieures exercées sur l'anse herniée ; celles-ci par un mécanisme que nous avons décrit en faisant l'étude expérimentale, ont pour effet d'attirer de nouvelles portions d'intestin dans le sac avec le mésentère qui s'y insère. Ce mésentère s'introduisant en proportion toujours plus considérable dans la porte herniaire finirait par la boucher, à la manière d'un coin dont la base serait tournée vers l'abdomen, le sommet vers la hernie ; le bout supérieur se trouverait refoulé par ce coin et l'occlusion des deux bouts serait produite.

Nous pouvons faire à la théorie de Lossen un reproche grave, c'est qu'elle est incapable de nous rendre compte de l'étranglement complet, avec interruption absolue de la communication existant entre les bouts supérieur et inférieur et la cavité de l'anse, sans qu'on fasse intervenir des pressions, des violences extérieures, l'action du taxis, etc. Nous savons en effet que très souvent l'étranglement se produit rapidement, spontanément de toutes pièces, par conséquent la théorie de Lossen ne peut s'appliquer à ces cas. De plus, en admettant même l'influence des pressions extérieures, et par conséquent l'occlusion complète grâce à l'interposition entre les deux bouts situés dans l'anneau, d'un bouchon mésentérique en forme de coin à base tournée vers l'abdomen ; si ce bouchon est vraiment l'agent de l'occlusion, la moindre traction exercée sur le mésentère dans le ventre, devra, grâce à la forme de ce bouchon, le dégager de l'orifice où il est enclavé par sa pointe, le faire rentrer dans l'abdomen, et rendre libres l'un ou les deux bouts de l'anse herniée.

M. Berger à la suite de ses expériences personnelles a imaginé à son tour une nouvelle théorie, dans laquelle le mésentère joue le rôle principal, mais d'une manière différente que ne l'avait cru Lossen. Voici comment cet auteur comprend le mécanisme de l'étranglement herniaire. Le mésentère qui s'insère au bord concave de l'anse intestinale distendue par le gaz représente assez exactement un éventail déployé [1]. Pour prendre part à la constitution de la hernie, il s'est déroulé à la suite de l'intestin, ce qui lui a permis de s'introduire en assez grande quantité, mais peu à peu et sans trop rétrécir l'orifice herniaire ; la force qui attire le mésentère dans le ventre à travers l'anneau tend à le porter en masse vers cet orifice et à entraîner avec lui l'anse intestinale qui s'y trouve fixée.

L'éventail mésentérique, sous l'influence de cette traction, se plisse, il constitue comme une sorte de coin à base

[1] Tout le monde sait que le mésentère a la forme d'un triangle dont la pointe émoussée constitue son insertion vertébrale et n'a que 15 à 20 centimètres de longueur, tandis que sa base, représentée par un bord libre ou intestinal, a un développement égal à la longueur jéguno-iléon. Il représente donc dans son ensemble un éventail dont les lames correspondent à chaque circonvolution et reproduisent, chacune en particulier, la forme que présente en grand le mésentère.

tournée vers la hernie, à sommet engagé dans l'anneau, et l'on peut avoir une idée assez juste de sa disposition en le comparant à un filtre de papier, plié et se présentant pas son sommet. Ce coin comprime les bouts de l'intestin engagés dans l'anneau et en détermine l'affaissement ; l'occlusion est alors complète, car la traction exercée sur le mésentère ne peut faire repasser la porte à l'intestin gonflé par le gaz, et celui-ci ne peut s'échapper par les extrémités de l'anse qui éprouvent de la part du mésentère une compression proportionnelle à la traction qu'il subit.

Il ajoute que la traction mésentérique s'exerce surtout sur la partie moyenne de l'anse herniée, et que cette pression a pour effet peut-être, en rapprochant violemment le sommet de l'anse de l'orifice herniaire, de déterminer cette condure brusque des deux extrémités à laquelle Busch fait jouer un rôle si considérable, et qu'enfin les valvules conniventes refoulées par la pression intérieure de l'intestin étranglé s'appliquent sur ces orifices rétrécis pour en boucher plus complètement la lumière.

Cette théorie de Berger qui est adoptée par S. Duplay, a été suivie de celle de J. A. Korteweg, qui n'en est du reste qu'une modification.

Ce dernier auteur croit que, dans les hernies, le bord mésentérique de l'intestin se laisse moins entraîner que le bord convexe et que les tractions exercées sur l'anse par le mésentère produisent un certain défaut de parallélisme des parties contenues dans l'anneau. De là, une sorte de repli de la paroi intestinale formant une bride saillante qui jouerait le rôle de soupape, de valvule, comme dans la théorie de Roser. Au dire de Berger, cette nouvelle théorie confirmerait ses propres recherches, en démontrant que le mésentère joue un rôle important dans la production de l'étranglement.

En résumé, M. Berger admet que le mécanisme de l'occlusion herniaire est très complexe; il se composerait de deux sortes de facteurs : l'un formé par le mésentère qui jouerait le rôle principal, le deuxième jouant un rôle secondaire, qui viendrait s'ajouter au premier et qui serait représenté par la coudure de l'un ou des deux bouts de l'intestin et par la présence des valvules conniventes.

La théorie de M. Berger est certainement celle qui serait la plus satisfaisante, surtout si l'on admet avec lui cette puissance rétractile du mésentère, laquelle a été signalée par Scarpa, puis par Dupuytren, qui en a fait l'agent principal de la guérison de l'anus contre-nature par la production de l'infundibulum, formé par le retrait des deux bouts de l'intestin. Mais, malheureusement tous les auteurs ne sont pas d'accord pour accepter cette propriété du mésentère, et Malgaigne, en particulier, en parlant de la théorie sur l'allongement de ce dernier, pour expliquer la production des hernies s'exprime ainsi : « Il n'est aucun de vous qui, ayant fait une autopsie, n'ait renversé en dehors les intestins et qui n'ait constaté que le mésentère leur permet très bien de dépasser les limites des parois abdominales. » En outre, on est arrivé à produire l'incarcération sur un intestin dépouillé de son mésentère. Enfin, en admettant l'exactitude de la théorie mécanique de Berger, avec ou sans la modification de Korteweg, il est bien évident qu'elle ne peut rendre compte, ainsi que les théories de Busch, Roser, Lossen, etc., de tous les cas, et, en particulier, des faits de pincement latéral, dans lesquels une portion seule de la paroi est étranglée, et où il n'y a pas de mésentère dans la hernie. Aussi, pour ces faits, M. Berger est obligé d'admettre le mécanisme de l'étranglement élastique de Richter.

Par le résumé que nous venons de faire sur les différentes théories mécaniques de l'étranglement herniaire, nous constatons que les chirurgiens, auteurs de ces théories, ont surtout attaché une grande importance à la fonction de l'intestin dans la production de l'étranglement. Ils se sont efforcés de rechercher les causes de l'irréductibilité et de l'arrêt du cours des matières, dans les changements de forme, de situation, de direction de cet organe, par rapport à l'anneau et aux parois abdominales. D'après leurs expériences et leurs écrits, il semble que ces auteurs ont surtout attribué les causes de l'étranglement à une sorte d'interruption des communications entre la hernie et le reste de l'intestin. Pour eux, il y aurait, en quelque sorte, isolement de cette anse herniée, les liquides intestinaux venant de la partie supérieure du viscère auraient perdu le droit de franchir l'anneau herniaire[1], pour continuer leur trajet et arriver jusqu'au rectum, de même ceux renfermés dans l'anse intestinale herniée, ne pourraient s'échapper, soit par le bout inférieur, soit par le bout supérieur, et cet empêchement, cet obstacle, serait dû à la fermeture plus ou moins complète de l'anse et des deux bouts de l'intestin par application des parois l'une contre l'autre, par coudure plus ou moins aiguë, par pression du mésentère. Quand aux produits renfermés dans la

[1] En disant qu'il y a arrêt du flux intestinal, nous sous-entendons la phase de l'engorgement qui précède, car sans cela nous dénaturerions l'idée des auteurs.

hernie, ou (pour mieux exprimer la pensée des chirurgiens), poussés dans la hernie, ils ne joueraient qu'un rôle secondaire.

Pour nous, Busch, Lossen, Berger, etc., ne se sont pas fait une idée exacte du mécanisme de l'étranglement; ils se sont trompés en cherchant les causes des accidents des hernies, dans l'occlusion intestinale par fermeture de la lumière de l'organe, et c'est justement de ce fait qu'est née pour eux la difficulté d'expliquer et de prouver par l'expérimentation le bien fondé de leurs théories. Nous avons vu, en effet, que Roser, que Busch, Lossen, etc., se sont trouvés bien embarrassés pour expliquer cette occlusion complète de l'intestin, et que M. Berger n'est arrivé à la prouver qu'en prêtant au mésentère une propriété rétractile exagérée. Ajoutons encore leur impossibilité d'expliquer les accidents par pincement latéral, et nous pourrons dire que ces auteurs ne sont pas arrivés à donner une théorie vraie et complètement satisfaisante.

Les chirurgiens ont oublié que les produits liquides et gazeux, par le fait même de leur présence dans une anse herniée, pouvaient s'opposer à l'accomplissement des fonctions intestinales, et que la tension à laquelle ils se trouvaient, pouvait leur prêter une véritable propriété obstructive semblable à celle obtenue par la ligature ou la constriction de l'intestin au niveau de l'orifice herniaire. On peut donc donner à ces produits intra-herniaires une propriété semblable à celle qu'invoquaient les anciens, lorqu'ils attribuaient les phénomènes de l'étranglement aux matières fécales solides renfermées dans la hernie mais avec cette différence, qu'ici ce n'est plus la solidité de la matière, son durcissement (puisque l'on a affaire à des produits liquides et gazeux), mais leur tension que l'on peut faire intervenir.

Or, c'est précisément là notre manière de voir, et c'est sur ce fait qu'est basée notre nouvelle théorie.

Nous admettons pour cela, que l'anse intestinale herniée reste vivante comme le reste de l'organe renfermé dans l'abdomen, qu'elle peut par conséquent continuer à sécréter, et plus encore qu'elle doit sécréter davantage, par suite de sa constriction, venant soit de l'anneau, soit du collet du sac, etc. Ces produits exhalés dans l'intérieur d'une anse intestinale, pouvant s'ajouter à ceux venus de la partie supérieure du tube digestif, et achever de la remplir et de la dilater. Les recherches de Labbé [1], B. Anges [2], Motte, ne laissent aucun doute à cet égard. Cette production de liquides et de gaz dans une anse intestinale herniée, est d'ailleurs universellement admise aujourd'hui, et nous ne reproduisons que pour mémoire, le passage du nouveau traité de chirurgie où il est fait mention de ce phénomène. « Quand une anse d'intestin est étranglée au moyen d'une ligature, on voit rapidement se produire dans son intérieur une exhalation de liquide ; celui-ci est le plus souvent constitué par de la sérosité sanglante, noirâtre, quelquefois fétide, mélangée aux matières que renfermait l'anse intestinale et accompagnée d'une quantité de gaz très variable. L'origine de ce liquide n'est pas douteuse ; il est produit par une hypersécrétion de la muqueuse survenant, sous l'influence de l'inflammation, de la

[1] Expériences inédites citées par Nicaise, th. inaugurale, Paris, 1866.

[2] *De l'étranglement intestinal*, th. Paris, 1866.

congestion, de l'œdème des tuniques intestinales. Grâce à cette transsudation qui se fait rapidement dans l'anse ; celle-ci se laisse dilater, puis devient insuffisante à contenir la sérosité sanguinolente qui se produit ; alors si l'étranglement est peu serré, de nouvelles portions d'intestin sont attirées au travers de l'anneau qui étreint le pédicule de la portion étranglée ; de là vient, qu'après avoir mesuré la longueur de l'intestin que nous comprenions dans la ligature, nous avons toujours constaté, à l'autopsie, qu'elle s'était accrue notablement, et parfois du quadruple et du sextuple. »

M. Berger ajoute alors : « Il nous paraît incontestable que la production de liquide, dans la cavité de l'anse herniée, peut contribuer à l'irréductibilité et peut accroître le degré de constriction en augmentant le volume et la longueur de la portion d'intestin comprise dans l'étranglement. »

Ceci admis, nous posons ce principe : La cause de l'étranglement herniaire *c'est le contenu*. C'est lui qui joue le rôle essentiel dans le mécanisme de l'étranglement. Ce sont ces produits liquides et gazeux qui, renfermés dans l'anse intestinale, réagissent excentriquement, s'opposent à la réduction, mettent obstacle au cours des matières, et étalent la hernie tout autour de l'orifice. C'est alors pour cela qu'il se produit des coudes de l'anse ou de la muqueuse qui ajoutent un nouvel obstacle au reflux intra-abdominal, c'est pour la même raison qu'il se produit encore la vive arête, la coudure et la compression du bout inférieur de Lossen, l'étalement biconique du mésentère de Berger. Ces causes venant alors s'ajouter à celle du contenu ont pour résultat d'augmenter l'étranglement et de le rendre plus persistant.

Voici comment nous comprenons le mécanisme de l'étranglement par le contenu : Les substances liquides et gazeuses, provenant de la partie supérieure du tube digestif, arrivent par suite des mouvements péristaltiques de l'intestin, peu à peu dans la hernie, et viennent s'ajouter à ceux sécrétés par la muqueuse de l'anse. Progressivement, cette anse se remplit et s'étale. Or il arrive un moment où par suite de cette accumulation constante de produits, l'anse se trouve fortement dilatée. Alors les parois abdominales et le tissu périherniaire, commencent à réagir sur toute la surface de la hernie, cherchant à s'opposer à son accroissement. Par conséquent, plus la hernie se distend, plus ses enveloppes réagissent sur elle ; mais comme la force, qui fait pénétrer le contenu de l'intestin du bout supérieur dans la hernie, n'est pas très considérable, il arrive forcément un moment où elle devient moins forte que la force venant de la pression de la paroi abdominale à l'extérieur, et de la pression du ventre à l'intérieur, et il ne peut plus rien pénétrer dans la hernie.

Alors celle ci, en vertu de ses propriétés physiologiques qui se trouvent encore accrues, continue à sécréter. La hernie se tend de plus en plus et il arrive un moment où la tension devient extrême. A cet état de tension, l'anse herniée se trouve donc sollicitée par deux forces opposées. La première centripète est formée d'un côté par l'élasticité de la peau et du tissu péri-herniaire, d'un autre côté par la pression intra-abdominale transmise par l'intermédiaire des muscles ; la deuxième centrifuge représentée par la réaction en sens inverse du liquide qui cherche à augmenter, et par suite à repousser les tissus qui entourent la hernie. L'effet produit par le contenu de l'anse, soumis ainsi à une forte pression, peut être assimilé à celui que l'on obtiendrait en coulant dans cette anse une matière solidifiable [1]. C'est-à-dire qu'il remplit le rôle d'une barrière infranchissable, barrière dont la puissance surpasse celle de la force qui préside au reflux intra-abdominal. Ajoutons à cela les différentes façons dont se comporte l'intestin par rapport à l'anneau et l'étranglement se trouve constitué.

Mais ce n'est pas tout, on peut en effet nous objecter, pourquoi ce liquide qui est à une si forte tension ne repasse pas soit par le bout supérieur, soit par le bout inférieur, soit par les deux à la fois? Pour expliquer ce phénomène, nous faisons encore intervenir cette même

[1] Pour mieux faire comprendre notre pensée, nous nous permettons de reproduire l'expérience suivante : Supposons un flacon de verre à deux tubulures, munies chacune d'un tube de verre. Le flacon représentant l'anse intestinale, les deux tubulures et les tubes seront les bouts supérieur et inférieur de l'anse. Puisque le flacon représente l'anse herniée, il nous faut le remplir de liquide, mais comme sur cet appareil schématique nous ne pouvons réaliser la tension intra-herniaire, nous la représentons en nous servant d'un liquide à poids spécifique élevé, par exemple du mercure. Ce dispositif grossier peut donc jusqu'à un certain point, nous le convenons, rendre compte de ce qui se passe dans l'étranglement par le contenu. En effet, si nous cherchons à remplacer par exemple les mouvements péristaltiques de l'intestin par des insufflations modérées, nous ne pouvons arriver à faire traverser le mercure par l'autre tubulure. Cette force n'étant pas suffisante pour vaincre celle représentée par le poids spécifique de ce métal.

pression centrifuge du liquide renfermé dans l'anse. Cette pression qui réagit excentriquement sur toute la surface interne de la hernie peut être considérée comme la réunion d'un nombre infinitésimal de petite forces, chacune d'elles correspondant à un point de la paroi. Or, au niveau du point qui correspond à l'anneau herniaire, s'exerce une de ces forces, mais comme celle-ci trouve en ce point une résistance supérieure à la sienne, elle ne peut arriver à forcer le passage et par conséquent permettre au liquide renfermé dans l'anse de s'écouler. La résistance qui s'oppose à l'écoulement du contenu herniaire doit être représenté par la constriction des deux bouts de l'anse et de l'intestin entre les bords de l'orifice herniaire et le mésentère, par la pression intra-abdominale qui écrase l'intestin sur le bord de l'anneau et maintient ses parois agglutinées l'une contre l'autre.

Enfin la production de la vive arête, la coudure des bouts supérieur et inférieur, la présence des valvules conniventes, le gonflement de la muqueuse et l'état plus ou moins sirupeux du contenu, viennent certainement s'ajouter aux causes précédentes pour contre-balancer la pression au niveau de l'orifice et compléter l'irréductibilité [1].

[1] On arrive assez bien à se rendre compte de l'action excentrique du contenu herniaire par la petite expérience suivante : On prend un de ces ballons d'enfant en caoutchouc très mince, on en introduit l'extrémité dans un flacon de verre dont le col présente environ un diamètre de 1 centimètre. En insufflant alors de l'air dans le ballon, on voit aussitôt la partie contenue dans le flacon se dilater en s'allongeant autant que le permet l'air renfermé et comprimé entre le ballon et la paroi du flacon. Pour imiter alors la constriction exercée au niveau du pédicule de la hernie, on

Notre théorie a l'avantage de s'appliquer également à la variété d'étranglement par pincement latéral de l'intestin. Les phénomènes que nous invoquons dans l'étranglement d'une anse intestinale à travers la paroi abdominale, peuvent se reproduire dans ces cas particuliers de hernies latérales. En effet, nous avons ici comme dans les cas précédents, un anneau très étroit, mieux encore plus étroit, plus serré que dans les premiers. En considérant comme nous l'avons déjà fait, la pression excentrique du liquide et du gaz qui s'exhalent dans cette portion d'anse, il arrivera que cette espèce d'ampoule se tendra de plus en plus, et aura une certaine tendance même à s'accroître aux dépens de la portion intestinale restée libre. Cette force centrifuge qui s'exerce sur toute la surface de l'ampoule et la distend aura pour conséquence d'amener un certain contact entre les deux bords de l'intestin (bord mésentérique et bord libre) en deçà et au delà de l'ampoule, contact qui sera rendu plus intime par la pression intra-abdominale, et qui suffira pour produire l'occlusion intestinale à ce niveau. Quant au contenu de la hernie, il ne peut repasser et franchir l'anneau pour les raisons invoquées précédemment, les phénomènes se passant exactement comme dans l'expérience du ballon et du flacon de verre.

En résumé, dans la production de l'étranglement nous faisons entrer en jeu le contenu liquide et gazeux de la hernie, et les différentes pressions qui s'exercent sur lui.

ferme l'insufflateur. A ce moment, si l'on tire sur la partie du ballon qui se trouve hors du flacon, on ne peut arriver à faire repasser et réduire l'ampoule formée par l'extrémité du ballon distendu ; et si l'on continue à exercer des tractions, on arrive à produire une rupture.

Il y a donc : 1° dilatation, gonflement, par la réunion des produits amenés à la suite des mouvements péristaltiques de l'intestin et ceux sécrétés par la muqueuse de l'anse; 2° réaction en sens inverse de la paroi abdominale du tissu péri-herniaire, de la pression intra-abdominale et intra-viscérale.

Dans ces dernières années, quelques auteurs avaient déjà pensé que la pression intra-abdominale, devait jouer quelque rôle dans le mécanisme de l'étranglement herniaire. Selon eux les causes invoquées par Roser, Busch, Lossen, etc., ne sont pas suffisantes pour obtenir l'incarcération ; il y a quelque chose de plus. L'agent de l'étranglement ne doit nullement être cherché dans l'emplacement herniaire, dit Kocher, mais en dedans de la cavité abdominale. Reichel rejette complètement l'influence des mouvements péristaltiques et assigne toute l'importance de la réussite de l'étranglement à la pression du ventre. La formation des hernies, ainsi que l'étranglement, dit ce chirurgien, ne peut bien se concevoir que par une augmentation de la pression intra-abdominale, qui atteint d'une manière égale l'anse intestinale y compris la matière qui s'y trouve renfermée, au niveau de l'endroit le moins résistant de la paroi abdominale, l'anneau herniaire. Jusque-là, le contenu de la hernie, la pression intra-viscérale n'est pas en cause, il faut arriver pour cela à Willy Sachs[1]. Ce chirurgien, dans un mémoire paru tout récemment, fait intervenir : les pressions intra-abdominale, intra-viscérale et péri-herniaire. Malheureusement l'explication donnée par cet auteur est très embrouillée, et

[1] Willy Sachs, *Centralb. f. Chir.*, 1892.

l'on ne voit pas très bien comment toutes ces pressions produisent l'étranglement. Il semblerait même que l'auteur ne se fait pas une idée bien nette de la théorie qu'il avance. Il termine cependant son travail en disant : 1° Le gonflement de l'intestin a sa part à la réussite de l'étranglement en préparant tout l'incident ; 2° L'étranglement est favorisé et achevé par la résistance dans l'intérieur, par la pression abdominale.

Nous pensons donc qu'il faut actuellement rechercher les causes de l'étranglement (c'est-à-dire l'obstacle au reflux intestinal) dans l'action du contenu et les propriétés physiologiques de l'anse herniée. Quant à l'irréductibilité, nous ne pouvons être aussi affirmatif, les résultats que nous avons obtenus par nos expériences ayant toujours été peu satisfaisants. Cependant nous admettons dans ce cas le même principe, car, il est facile de s'expliquer l'échec de l'expérimentation par la difficulté de remplir exactement les conditions qui existent chez l'homme. A l'appui de notre dire, que l'irréductibilité reconnaît les mêmes causes que l'étranglement, c'est-à-dire la réaction excentrique du contenu de la hernie sur ses parois et les tissus qui l'entourent, c'est que bien souvent dans l'épreuve du taxis selon la pratique actuelle, on augmente l'obstacle à la réduction au lieu de le diminuer.

En effet, tel qu'il est indiqué dans les classiques, le taxis exerce le même effet que la poussée centripète résultant de l'élasticité de la paroi et du tissu péri-herniaire. Les efforts, tels qu'ils sont dirigés, produisent certainement un résultat contraire à celui que l'on veut obtenir pour la raison bien simple que la capacité du contenan diminue tandis que la réaction excentrique du contenu augmente. Ceci est si vrai que si l'on cherche à modifier cette manœuvre et obtenir un résultat opposé au précédent, c'est-à-dire d'augmenter le contenant, afin de diminuer la réaction excentrique du contenu, on obtient la réduction d'un grand nombre de hernies pour lesquelles le premier moyen employé aurait échoué. Il s'agit donc pour cela de calibrer la hernie, c'est-à dire de la pincer vers l'orifice herniaire, l'attirer au dehors en l'allongeant, en augmentant par tractions la capacité, le volume de la hernie pour augmenter la surface d'étalement du liquide et des gaz qui y sont renfermés. On détruit également par ce moyen les coudures de Busch et Lossen, l'étalement en forme de cône du mésentère de Berger.

Un dernier fait en faveur de notre théorie, c'est la ponction de la hernie employée par certains chirurgiens, pour en obtenir la réduction. Cette pratique a donné de bons résultats entre les mains de ses auteurs. Dans certains cas, la hernie s'est réduite spontanément, aussitôt après la ponction, dans d'autres, le taxis employé immédiatement après a facilement fait regagner à l'anse herniée la cavité abdominale.

A l'appui de notre théorie, nous plaçons ici quelques expériences qui ne sont que la répétition de celle d'O'Beirn. Le peu de temps que nous avions à dépenser et l'état de notre situation ne nous ayant pas permis de faire des recherches sur les animaux, nous avons cherché à y suppléer par des dispositifs variés.

Expérience N° 1.

Par un trou du diamètre d'une pièce de 50 centimes, nous avons fait passer une anse d'intestin dépourvu de son mésentère. Ayant alors insufflé brusquement de l'air dans l'un des deux bouts libres, au moyen d'une sonde attachée très près de l'anneau, nous avons constaté ce qui suit : l'anse se gonfle, se distend, et ne pouvant suffire à contenir le gaz qui y afflue, elle augmente son volume aux dépens du segment inférieur de l'intestin qui est attiré à travers l'anneau. Ayant fermé l'insufflateur et exercé des pressions sur l'anse distendue, nous avons obtenu un résultat opposé à celui réalisé par M. Berger. C'est-à-dire qu'il nous a été possible de faire repasser le contenu de l'anse par le bout inférieur. Nous avons répété l'expérience avec un intestin pourvu de son mésentère et le résultat a toujours été le même.

Pour éviter autant que possible, pendant l'insufflation, la compression du bout inférieur par le supérieur, nous avons injecté l'air directement dans l'anse au moyen d'une sonde très fine. Dans ce cas comme dans les précédents, les résultats ont été identiques.

Réflexions. — On ne peut dire ici que la communication de l'anse avec le bout inférieur est interrompue, puisque nous avons obtenu le passage du gaz par ce bout. D'ailleurs si on l'admet, il faut en donner la cause ; or il n'y en a pas. Ce n'est nullement la compression produite par le bout supérieur, puisque nous avons paré à cet inconvénient en insufflant l'air directement dans l'anse. Ce n'est pas la traction, ni l'étalement du mésentère, puisque nous avons obtenu le même résultat avec un intestin qui en était dépourvu. Il n'y a donc pas d'interruption réelle comme le dit M. Berger, c'est simplement un rapprochement des parois, une espèce d'agglutination produits et facilités par le resserrement au niveau de l'anneau. Mais alors pourquoi l'air, au lieu de traverser le bout inférieur, s'accumule-t-il dans l'anse? C'est précisément la réaction excentrique de la force déployée par ce gaz qui agit du côté où la surface d'action est la plus grande, et par suite où la résistance est moindre. Le segment inférieur de l'intestin étant libre l'air insufflé éprouvera moins de difficulté à augmenter le volume de l'anse qu'à franchir le bout inférieur. Si donc l'on cherche par un dispositif spécial à s'opposer à l'action de cette force sur les parois de l'anse, toute sa puissance se portant vers l'anneau herniaire, l'air insufflé devra parfaitement bien passer par le bout inférieur. C'est ce que nous avons réalisé dans une seconde expérience.

Expérience N° 2.

Après avoir fait passer une anse intestinale par un trou pratiqué de la même façon que précédemment, pour imiter la résistance des tissus et des enveloppes de la hernie, à son accroissement, nous avons enfermé l'anse dans un sac de caoutchouc très mince et nous avons cousu ce sac tout autour de l'orifice en dedans de la plaque. Nous avons pratiqué l'insufflation, et voici ce que nous avons remarqué : l'anse distendue amena d'abord une irruption d'intestin, jusqu'à ce que le sac de caoutchouc fût rempli, à ce moment la hernie n'étant pas dure au toucher. Mais par suite de l'arrivée continuelle de l'air, l'anse prit une dureté considérable, amena une dilatation du sac, et en même temps l'on pouvait constater le passage de l'air par le bout inférieur.

Cette expérience faite avec un intestin sans mésentère, répétée plusieurs fois, nous a toujours donné le même résultat. Avec un intestin accompagné de son mésentère nous avons obtenu l'étranglement complet. Dans ces cas nous avons constaté une torsion du pédicule de la hernie.

Dans cette deuxième expérience, nous avons donc opposé à la force centrifuge du contenu de l'anse une force centripète plus forte. L'air trouvant alors du côté de l'anneau une résistance plus faible, il s'y est engagé.

En répétant cette expérience, nous avons fait la remarque suivante : Plus la quantité d'intestin hernié est grande, plus grande est la difficulté à l'air insufflé de repasser par le bout inférieur, et *vice versa.*

Réflexions. — La paroi abdominale et le tissu péri-herniaire jouant le même rôle qu'ici le sac de caoutchouc, nous devons dans cette expérience approcher de la vérité. Il y a cependant d'autres agents qui interviennent chez l'homme, et qui doivent modifier les résultats. La pression intra-abdominale par exemple. Nous avons essayé de l'esquisser dans une troisième expérience.

Expérience N° 3.

A la place de la paroi abdominale inflexible, nous avons pris une boîte en fort carton, pour figurer la paroi élastique, nous avons fermé la boîte avec un couvercle en papier caoutchouté d'une épaisseur moyenne que nous avons cousu au bord de la boîte. Pour représenter l'anneau herniaire, nous avons pratiqué dans le couvercle un trou du diamètre de 12 millimètres.

Deux trous vis-à-vis l'un de l'autre furent taillés dans les parois de la boîte pour permettre de rentrer et de sortir l'intestin. Nous avons alors choisi l'intestin sans mésentère d'un mouton et nous l'avons placé dans la boîte en nœuds quelconques. Pour être bien sûr que tous les coins et recoins fussent remplis d'organe, il nous a fallu souvent remplir dans cette boîte, représentant la cavité abdominale, la place restée encore libre, et nous avons choisi pour cela de petites éponges. Ayant alors fait passer une anse par l'anneau herniaire artificiel, nous avons pratiqué lentement l'insufflation par l'un des deux bouts de l'intestin. Sous l'influence de cette insufflation, nous avons vu d'abord la paroi élastique présenter une certaine convexité, qui augmentait petit à petit, puis un peu plus tard le gaz arriver dans l'anse et la dilater. Cessant alors l'insufflation et laissant les choses telles quelles, la paroi élastique revient un peu sur elle-même par suite de l'échappement de l'air. Quant à la hernie, elle reste distendue, mais des pressions modérées arrivent à chasser le gaz qui s'y trouve renfermé. La même opération faite après avoir au préalable fermé le robinet de l'insufflateur, donne des résultats identiques du côté de l'anse, c'est-à-dire la réduction, mais alors plus pénible, et sans pouvoir dire par quel bout le gaz s'échappe.

Voulant alors vérifier la réaction que donnerait l'anse distendue, sous l'action d'une nouvelle poussée d'air, nous avons continué d'insuffler. A la suite de cette manœuvre, nous avons été témoin du fait suivant : Tandis que la saillie en avant de la paroi élastique allait en augmentant, l'anse herniée diminuait de volume tout en devenant plus dure.

Réflexions. — L'expérience d'O'Beirn, que nous n'avions pu obtenir sans avoir préalablement fermé l'insufflateur, a été réalisée dans cette expérience sans le secours de cet artifice. Mais la communication de cette anse avec le reste de l'intestin n'est pas interrompue, puisque l'on peut très facilement et alternativement la réduire et la distendre. Cependant nous avons vu qu'on ne peut faire sortir l'air par l'autre extrémité de l'intestin, l'air qu'on insuffle se trouve arrêté au niveau de la hernie. Ce phénomène vient donc parfaitement affirmer l'exactitude de notre théorie. C'est-à-dire que c'est la façon dont réagit le contenu de l'anse, par suite des différentes pressions qui se produisent, qui arrête le reflux intra-abdominal, et non pas une véritable fermeture de la lumière de l'intestin, un isolement de l'anse d'avec les deux bouts supérieur et inférieur de l'intestin.

Nous reproduisons incidemment le résultat de trois expériences qui nous ont été communiquées au moment d'imprimer notre thèse, par M. le Dr Jaboulay et M. l'interne Briaud.

Ces trois expériences pratiquées sur des animaux vivants ont donné des résultats peu en faveur de notre théorie. Dans ces deux cas, l'anse était étranglée, vide, et la muqueuse était augmentée de trois fois son volume. La muqueuse semblerait ici jouer le principal rôle dans le mécanisme de l'étranglement. De nouvelles recherches vont être faites, peut-être arriveront-elles à une solution vraie de ce problème si difficile : le mécanisme de l'étranglement herniaire.

Voici quelles sont ces expériences :

Expérience N° 1.

On pratique sur la paroi abdominale d'un chien une ouverture artificielle par laquelle on fait sortir une anse d'intestin grêle. Cette hernie, assez serrée, n'est cependant ni étranglée, ni même irréductible. On la recouvre d'un lambeau cutané, disséqué auparavant, et qui lui constitue un sac médiocrement compresseur.

Au bout de trois heures, on enlève le lambeau après avoir pratiqué vainement le taxis au travers. On trouve l'anse toute noire, augmentée de volume, mais complètement vide. Absolument irréductible, une injection d'eau dans l'intestin (bout inf.) ne traverse pas.

L'anse ouverte présente les phénomènes suivants : La muqueuse est augmentée de trois fois son volume, par rapport à la muqueuse saine contiguë. Elle est rouge et présente une véritable érection.

Les vaisseaux mésentériques sont énormes, surtout au contact de l'insertion intestinale, à ce niveau les veines sont thrombosées en masse.

Expérience N° 2.

Même expérience que précédemment, mais durant vingt-quatre heures.

Température du chien :

Avant opération.	38° 7.
2 h. 1/2 après	37° 8.
15 heures.	39° 2.

A signaler : vomissements fécaloïdes (?).

A l'ouverture : l'anse très injectée, n'est cependant ni étranglée, ni même irréductible ; l'ouverture abdominale, resserrée par un point de suture, avait repris son diamètre primitif par suite de la rupture du fil.

Peut-être étranglement passager, avant la rupture de ce fil.

Expérience N° 3.

On fait passer une anse intestinale à travers un orifice étroit de la paroi abdominale, orifice qu'on retrécit encore par un point de suture. Sans qu'il y ait ni étranglement ni irréductibilité.

En plus, on fait passer du lait dans l'anse herniée et lorsqu'elle est remplie, après s'être assuré de sa perméabilité, on referme la paroi abdominale par-dessus.

Temps *avant* . .	38° 7.	Le chien a présenté à trois
3 heures *après*. .	37° 5.	reprises des vomissements
18 heures *après* .	37° 2.	fécaloïdes très nets.

18 heures après, on rouvre la plaie après avoir essayé en vain le taxis.

L'anse est gangrenée, flasque, sans élasticité ; *son diamètre est augmenté.* Elle est vide, mais à l'ouverture on constate, sur la muqueuse épaissie, des mucosités sanguinolentes.

CONCLUSIONS

I. Il est à peu près impossible de reproduire par l'expérimentation les conditions réelles de l'étranglement. On est donc obligé de s'en remettre à des hypothèses.

II. Dans les hernies spontanées suivies d'accidents immédiats, l'étranglement et l'irréductibilité sont deux phénomènes différents reconnaissant la même cause principale, c'est-à-dire l'action du contenu herniaire.

III. Le contenu de la hernie aboutit à l'étranglement par le fait de sa tension toujours croissante et de sa réaction excentrique sur les parois de l'anse. La production de cet état est sous la dépendance de différentes pressions : pression intra-abdominale, extra-abdominale, intra-viscérale.

IV. La coudure du bord supérieur, la compression du bout inférieur, les valvules conniventes et l'interposition du mésentère ne sont que des causes secondaires, venant compléter l'étranglement et l'irréductibilité.

V. Le taxis actuel augmente les difficultés et les conditions de l'irréductibilité. Pour obtenir la réduction avec le taxis il faut en modifier les manœuvres et chercher à calibrer la hernie, c'est-à-dire la pincer au niveau de l'anneau herniaire, et par des tractions chercher à l'allonger, à augmenter sa capacité de façon à augmenter la surface d'étalement du liquide et des gaz qui y sont renfermés.

BIBLIOGRAPHIE

A. G. Richter. De herniis et tracheotomia, Göttingen, 1771.

Roser (W.) Die Brucheinklemmungs-Klappen (Arch. f. phys, Heilkunde, 1856, 57, 60 et 64.)

Streubel. Ueber die Taxis bei Brucheinklemmungen. (Prager Vierteljahrsschrift, 1861, vol. 1.)

Busch (W.) Sitzungsberichte d. Niederrheim. ärztl. Gesellsch. 10 mars 1863.

Lossen (Hermann). Studien und Experimente über den Mechanismus der Brucheinklemmung. (Communication à la 3e session du 3e congrès de la Société allemande de chirurgie, le 9 avril 1874.)

Lossen. Arch. f. klin. Chir., XVIIe vol., 2e fasc., 1875.

Lossen. Neue Experimente zur Lehre von der Brucheinklemmung (Centralblatt. f. Chir., 1875, p. 4 et 5).

Malgaigne. Examen des doctrines, etc., Gazette médicale (1840).

Roser. Ueber ein Klappenartiges Hinderniss bei Reposition von Darmvorallen (Siztungsberichte von dem IV. chirurgischen Congress, et Berl. klin. Wochenschr., 1875.) Centralblatt. f. Chirurgie, 1875 (n° 34).

Bidder (Alf.). Auch einige Worte über den Mechanismus der Brucheinklemmung (Centralblatt f. Chir., 1876.)

Broca. De l'étrangement dans les hernies abdominales, Paris, 1853.

Koch. Zur Lehre von der Brucheinklemmung (Centralblatt. f. Chir., n° 1, 1875).

P. Berger. Archives génér. de Médecine. Paris, 1876.

Reichel. Die Lehre von der Brucheinklemmung, Stuttgart, 1886.

J. Korteweg. Over de Oorsaken der Breukbeklemming. Leyden. 1877.

Bertholle. Archives génér. de médecine, Paris, 1858.

Heuduck. Ueber den Mechanismus der Einklemmung von Darmbrüchen, Berlin, 1887.

König. Lehrbuch der den speciellen Chirurgie, Berlin, 1889.

T. Wechsler. Historische Darstellung und kritische Erörterung der für den Mechanismus den Brucheinklemmungen. Berlin, 1891.

Emmert. Mechanism. d. Brucheink, Central., 1887

Jobert, Traité théorique et pratique des maladies chirurgicales du canal intestinal. Paris, 1829.

Scarpa. Sull'ernie, Mailand, 1809.